胃与肠

——胃放大内镜对临床实践的影响

（日）《胃与肠》编委会　编著

《胃与肠》翻译委员会　译

辽宁科学技术出版社

·沈阳·

Authorized translation from the Japanese Journal, entitled
胃と腸　第53巻 第11号
胃拡大内視鏡が変えたClinical Practice
ISSN: 0536-2180
編集：「胃と腸」編集委員会
協力：早期胃癌研究会
Published by Igaku-Shoin LTD., Tokyo Copyright© 2018

©2021 辽宁科学技术出版社
著作权合同登记号：第06-2017-155号。

图书在版编目（CIP）数据

胃与肠：胃放大内镜对临床实践的影响 /（日）《胃与肠》编委会编著;《胃与肠》翻译委员会译 . -- 沈阳：辽宁科学技术出版社，2021.1
ISBN 978-7-5591-1806-6

Ⅰ. ①胃… Ⅱ. ①胃… ②胃… Ⅲ. ①胃镜检 - 研究 Ⅳ . ① R573

中国版本图书馆 CIP 数据核字（2020）第 201781 号

出版发行：辽宁科学技术出版社
　　　　　（地址：沈阳市和平区十一纬路25号　邮编：110003）
印 刷 者：辽宁新华印务有限公司
经 销 者：各地新华书店
幅面尺寸：182 mm × 257 mm
印　　张：8
字　　数：200 千字
出版时间：2021 年 1 月第 1 版
印刷时间：2021 年 1 月第 1 次印刷
责任编辑：唐丽萍　丁　一
封面设计：袁　舒
版式设计：袁　舒
责任校对：夏庆民

书　　号：ISBN 978-7-5591-1806-6
定　　价：80.00元

编辑电话：024-23284363　13386835051
E-mail：1601145900@qq.com
邮购热线：024-23284502
http：//www.lnkj.com.cn

目 录

| 序言 | "临床实践"——慢性萎缩性胃炎和胃癌 | 八尾 恒良 | 5 |

主题	放大内镜对慢性胃炎诊断的影响	八木 一芳等	12
	放大内镜对慢性胃炎诊断的影响	大森 正泰等	25
	放大内镜对早期胃癌诊断的影响——胃放大内镜能否成为内镜筛查过程中的光学活检	八尾 建史等	32
	放大内镜对早期胃癌诊断的影响——筛查(选择性诊断):放大内镜在同时性或异时性多发胃癌诊断中的优点和缺点	森田 圭纪等	41
	放大内镜对早期胃癌诊断的影响——范围诊断	内多 训久等	48
	NBI对除菌后胃癌的诊断价值	名和田 义高等	57
	从病理医师角度来看胃放大内镜——个人见解	二村 聪	71

| 主题研究 | 活检组织病理学诊断为2类病灶的活检前NBI联合放大内镜所见 | 土山 寿志等 | 73 |
| | 1mm以下超微小胃癌的相关研究 | 藤田 泰子等 | 86 |

主题病例	A型胃炎	丸山 保彦等	98
	胃过度增生性息肉癌变1例	上山 浩也等	104
	利用NBI放大内镜观察散发性胃底腺息肉癌变2例	上尾 哲也等	111

| 早期胃癌研究会病例 | 表现为广泛十二指肠溃疡的无紫癜性IgA血管炎1例 | 大川 清孝等 | 118 |

| | 病理概评 | 根本哲生 | 123 |
| | 编辑后记 | | 125 |

序 言 胃放大内镜对临床实践的影响

"临床实践"——慢性萎缩性胃炎和胃癌

八尾 恒良[1]

摘要● A.慢性萎缩性胃炎:慢性萎缩性胃炎经常被作为筛选胃癌高危人群的手段,临床上要尽量掌握其普通白光内镜所见,以及萎缩黏膜病灶分界线,当前的临床实践中已达成以下共识:①内镜萎缩分界线的定义为正常胃底腺黏膜与萎缩胃底腺黏膜的分界线;②木村、竹本的论文原著有需要改进的方面,有收集相关资料重新编辑的需要;③为明确普通白光内镜所见/萎缩边界线,有必要将普通白光内镜所见与切除标本的组织病理学结果进行比较。期待通过放大内镜对胃小区进行的诊断,向病灶区域诊断方向发展。B.胃癌:放大内镜是发现病灶、评判疾病性状及诊断浸润程度的必要手段。对于A、B共同的"临床实践(clinical practice)"而言,确立正确的普通内镜检查方法最为重要,同时,要在保证相关训练的基础上,普及和发展放大内镜检查。

关键词 普通白光内镜 胃放大内镜 慢性萎缩性胃炎 内镜萎缩分界线 浸润深度诊断

[1] 佐田厚生会佐田医院 邮编810-0004 福冈市中央区渡边大街2丁目4-28
E-mail:yaot_12_25@yahoo.co.jp

前言

慢性胃炎相关研究的历史悠久,从有症状者接受手术治疗的年代[1, 2]发展到现在,已发表了海量的纷繁复杂的相关论文。自1983年幽门螺杆菌(*Helicobacter pylori*)被发现后,幽门螺杆菌相关慢性胃炎的论文逐渐增多,幽门螺杆菌感染与否不仅仅通过内镜和组织活检判断,还需要血清、尿液抗体、大便抗原检查,以及呼气实验等进行判定。而且最近的临床试验证实,内镜对慢性萎缩性胃炎这一胃癌高风险人群的筛选发挥了重要作用。即使最新发表的关于放大内镜在慢性萎缩性胃炎中筛选胃癌高危人群的论文中,也普遍使用木村–竹本分类法[3](以下简称K–T)(1969年)作为判断内镜萎缩分界线(endoscopic atrophic border, EAB)位置的标准。本文就感染性、药物性、A型胃炎以外的、笔者在日常临床中经常遇到的慢性多灶萎缩性胃炎(multifocal atrophic chronic gastritis)[4],即一般意义上的"慢性萎缩性胃炎",以及胃癌的"临床实践(clinical practice)"中的疑问和想法,加以详细阐述。

慢性胃炎和胃放大内镜

1. 切除标本和尸检标本中慢性萎缩性胃炎的病理学诊断

病理学对慢性萎缩性胃炎的判断是基于切除标本(大、小弯,前、后壁的切除标本或全切标本)的组织学所见而作出的诊断。

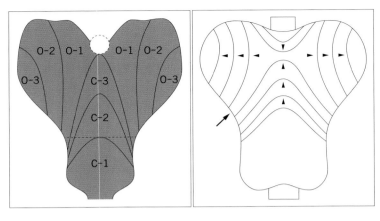

a | b

图1

a K-T 法内镜萎缩分界线（EAB）的示意图。原著（1969）的图，如不与同时刊登的内镜示意图比较，较难理解，因此转载了榊发表的论文中的示意图。C: 闭合型（closed type），O: 开放型（open type）。
〔榊信广.胃黏膜萎缩的内镜所见.胃肠.52:613，从2017年开始获得转载许可〕

b 随年龄增长胃底腺和中间带的分界线（F线）位置变化的示意图。
〔中村恭一等.胃癌的组织学发生——从胃黏膜时间变化的角度分析胃癌的组织学发生.外科治疗.23:435-448，从1970年开始获得转载许可〕

胃切除、尸检标本的组织病理学所见：

慢性萎缩性胃炎通过：①腺体萎缩；②肠上皮化生；③慢性细胞浸润；④淋巴滤泡；⑤囊泡形成；⑥假幽门腺皮化生；⑦腺窝上皮增生；⑧黏膜僵化等的有无及其程度进行分级[4-7]。

此外，将除贲门腺区域以外的固有腺区域分为：①胃底腺区域；②中间带（移行带）；③幽门腺区域这3个区域。萎缩的胃底腺区域可见中间带或移行带（以下称为中间带），包括近端侧黏膜的壁细胞数量剧增、黏膜萎缩及非连续性的分界线[2, 6-9]。中村等（1970年）也以此为标准将其分界线称为F线，而之后（1980年）[10]肠上皮化生黏膜（intestinal metaplasia，IM）消失的近端黏膜边界线也被称为F线，因此易于混淆。本文将后者称为F-IM线，与F线进行区分。关于中间带近端胃黏膜的分界线F线向F-IM线转换及分界线移行问题的相关报道很少，但胃底腺IM区域的黏膜很少不出现萎缩，与连续的胃底腺边界的F线相比，仅在远端胃黏膜中有F-IM线的相关报告[11]。

中间带的远端胃黏膜分界线不含巢状分布的壁细胞（此下称为f线）（非连续性），或规定为假幽门腺细胞消失的界线[2, 9-11]。有报道称，以主细胞的消失为标志，f线的差别只有2~3mm[12]。

从f线到远端胃黏膜区域为幽门腺区域，幽门腺区域的慢性胃炎，以幽门腺的萎缩、减少，胃小凹上皮增生及肠上皮化生等为标志[6]。但是，

当前还没有通过肉眼或内镜观察发现标本中可见f线的相关报道。另外，虽然有假幽门腺化生经一定时间后转变为幽门腺化生的记载，但未能找到原著或引用论文出处。f线向近端胃黏膜的记载也是如此。

综上，病理学的慢性萎缩性胃炎的诊断中，不考虑胃底腺区域中散在的肠上皮化生或幽门腺，或幽门腺区域中散在的壁细胞，将萎缩黏膜分为：①正常胃底腺区域；②萎缩胃底腺区域（中间带）；③幽门腺区域这3个区域的相关论著报道很多。

在切除标本上，与前、后壁、大弯侧相比，F线、F-IM线在小弯侧的位置相对高，而高龄者近端胃的中间带（萎缩胃底腺区域）逐年地扩大。而且，胃体部大弯侧区域与其他区域相比萎缩性胃炎较少，在后述的内镜检查及切除标本的病理学检查中也得到一致的认可（图1）。

2. 病理学上胃底腺的萎缩界线（F-IM线）和切除标本肉眼所见

无萎缩的胃底腺区域存在明确的黏膜皱襞的观念已被广泛认可，因此从20世纪初开始，学者们试图通过有无黏膜皱襞将其与中间带区域进行区分[2]。关于组织学与肉眼所见的中间带，西山等[13]研究了51例相关病灶，将肉眼所见黏膜皱襞消失的小弯侧黏膜边缘连结起来判断为肉眼的F-IM线，与病理学的F-IM线相比，和中村等报道的轻度萎缩的普通型[10]基本

一致，但在肉眼的萎缩型黏膜中 F-IM 线位于皱襞消失区域的 4 ~ 33mm 小弯 - 幽门侧，两者并不符合。同样的情况也在 EAB 的判断中存在 [3]。富山等 [14]、三隅等 [15] 通过胃切除标本的连续切片进行研究后认为，萎缩性变化在整体胃黏膜及整体胃壁发生，并逐步进展。也有研究者认为，在萎缩型中，存在胃黏膜全层的萎缩，残余黏膜皱襞较细，胃壁整体菲薄化，在标本固定后呈进一步扩展状态，因此推测其黏膜皱襞呈平坦化趋势。

3. 慢性胃炎的普通白光内镜所见

内镜萎缩分界线（EAB）：K-T 论文 [3] 中 EAB 的分型方法到目前仍广泛用于萎缩性胃炎的分级。纤维传感内镜时代发表的著作，以当时在普通内镜观察下的色调变化和色素喷洒（刚果红喷洒法）的黑染区域的边界为标记，判断 EAB，原文有"只要在适当的距离上观察，就可以很容易地观察分界线"的描述。此后，在①老年人近端胃萎缩分界线方面 [2, 9, 10, 16]；② EAB 的位置和胃液分泌功能相关 [6]；③刚果红黑染区域为具有胃酸分泌功能的无黏膜萎缩的胃底腺区域 [3, 15, 17, 18]，及中间带相关特征等方面达成了一致 [19]，并进行了报道。

图 1 是根据 K-T 论文和中村等 [8] 的年龄相关的 F 线移行的基础上绘制的示意图。考虑将 EAB 定义为病理学中间带（萎缩胃底腺黏膜区域）近端胃黏膜分界线的内镜所见比较妥当。

4. EAB 和活检

1）EAB 是否能在活检中被证明

竹本等（1974 年）[20] 采用 12 点组织活检方法，从 EAB 两侧边开始多点取材活检，并未发现明确的病理学上的差异，此后在一项 2000 多例病灶经验总结的研究，也认为"活检是局部的分析，阶段性活检方法不能对连续性的分界线（EAB）进行评判"，接着竹本、榊 [21]（1985 年），在较小范围内的多部位活检，在引用了入山 [22] 的结果后，得出了"钳子活检标本组织量少，对胃炎活检诊断不够充分"的结论。但是，杂志上给出的活检诊断申请书 [20] 中，关

于胃底腺区域采集的标本 a 和从中间带采集的标本 b，两者在胃底腺萎缩的差异、肠上皮化生的有无等内镜活检要求方面没有进行描述。在该报告（病理诊断）中，也只记载了有无萎缩，没有 a、b 程度上的比较。

佐野等 [23]，通过对慢性胃炎黏膜固有层的炎症细胞浸润，胃固有腺体的消失，胃小凹上皮的增生，化生（立方上皮，假幽门腺，肠上皮）等程度的详细记录及比较的方法进行评判，而仅通过一张切片中的组织所见判断胃炎的整体情况的方法并不具有实用性，不能作为合适的评判方法进行推广。

但是，龙田等 [17, 18] 认为，从内镜下黑变区域采集的组织活检标本中，89% ~ 100% 均为正常胃底腺黏膜，0 ~ 11% 属于轻度萎缩胃底腺黏膜，非黑变域标本则为中等程度以上的萎缩胃底腺黏膜及幽门腺黏膜。饭田 [19] 则认为，中间地带处于岛状黑变部位。

最近 Inoue 等 [24] 通过荧光内镜（autofluorescence imaging, AFI）在距 EAB 2cm 的部位进行组织活检后发现，正常胃底腺部分（绿色区域）和黏膜萎缩部分（紫色区域）在腺体萎缩、IM 方面具有明显的差异。

从上述报道看，EAB 的活检诊断需要①在比 EAB 的"界线"稍远的部位进行生检，②内镜活检标本是同一对象的 EAB 前后的标本，并进行明确记录。不过，因为活检标本中存在 20% ~ 25% 的标本的组织缩减、不适当横切等不合格标本 [7, 21, 25]，因此在 HE 染色上很难辨别幽门腺和假幽门腺化生及可能存在的其他问题。

2）K-T 分类与 USS，胃炎评估 / 胃黏膜肠化生程度和范围的胃炎分类（gastritis assessment/operative link for intestinal metaplasia assessment, OLGA/OLGIM）

最近，有学者对 K-T 的 EAB 进行了简化及数值化处理后作为慢性萎缩性胃炎的临床评分指标，利用 USS/OLIGM 的活检诊断结果筛选胃癌高危人群并进行评价的报告较多 [26-28]。

Dixon 等（USS）[4]，通过对 5 处慢性胃炎活

检标本进行病理诊断，从胃窦、胃体部的腺体萎缩，幽门螺杆菌感染，中性粒细胞浸润，单核细胞浸润，肠上皮化生等不同方面将标本分为4个阶段进行类比；Rugge等（OLGA）[29]对活检标本进行量化，将胃窦和胃体部位萎缩的分级结合，作为萎缩分数（atrophic score）进行计算，评价病变。

不过，Capelle等[30]做了12部位的组织活检，将标本进行胃窦和胃体部的区分，肠上皮化生程度分为4个级别（OLGIM），与同一标本的萎缩性胃炎OLGA评分进行了比较。而前者的方法中，①3名活检医师诊断的萎缩性胃炎与病理学诊断的一致度高，κ值显著改善；②两种方法都能将黏膜内癌（dysplasia）患者归于癌症高危人群，属于Ⅲ～Ⅳ级。从这一结果看，在胃癌高危人群筛选方面OLGIM较好。不过Rugge等[31]又根据两者的诊断标准，对活检超过5处的患者样品进行了重新分析，发现在检测胃癌高危风险的灵敏度上，OLGIM分级方法比OLGA分级低，得出相反的结论。另外还指出，对IM的相关评价中①从萎缩黏膜的范围中除外了假幽门腺化生；②萎缩未能与胃蛋白酶原Ⅰ等胃生理功能指标关联。

就这一问题Waddingham等[28]在综述中指出，慢性萎缩性胃炎是胃癌的癌前病变，通过OLGA/OLGIM评价肠上皮化生后进行组织活检的过程中，发现其在"临床实践"中的局限性及实际操作困难，应该允许内镜医师以IM为基准对诊断方法进行调整。

报告中还指出，IM中除了弥漫型和局限型以外，有研究报道，22%的局限型病变的周围有IM，称为病灶周围型[32]；另有报道称18%的IM是周边型[23]。

5. NBI与慢性萎缩性胃炎诊断的进步

自Uedo等[33, 34]浅蓝色嵴状结构（light blue crest，LBC）的概念发表以后，出现了海量的其与IM相关的论文[35-38]。通过将LBC和WOS结合，在窄带成像技术（narrow band imaging，NBI）对IM的诊断能力上，以观察部位的组织活检诊断为标准，灵敏度为87.5%，特异度为93.8%[39]。

八木等[40]，Saka等[41]，名和田等[42]就NBI所见与幽门螺杆菌感染和除菌对胃黏膜鉴定的影响等问题进行详细讨论，认为IM鉴定（IBC，MOS）和局灶黏膜类型的NBI评分，和观察部位活检标本的OLGIM评分一致。另外，Kanzaki等（2012）[36]，Yamazaki等（2017）[37]，分别在胃底腺黏膜区域和幽门腺黏膜区域的2cm×2cm范围的胃小区的微黏膜中，根据有无IM及排列方式分为凹陷型（foveola type）、沟槽型（groove type）及白色绒毛型（white villiform type）3种类型。另外，简化了K-T分类，与内镜所见萎缩区域有很好的相关性。

尽管如此，通过胃小区的NBI所见评价的整个胃的慢性萎缩性胃炎的状态等较难实现，前面提到的三个方面[14, 15]（全切标本壁细胞数，幽门腺细胞数及其分布密度），萎缩性胃炎的发展过程中胃黏膜会整体出现上述情况，随着萎缩的加剧，整个胃的细胞数量/单位减少，从这种结果来看，无法在400～500微米的黏膜表面结构中观察和推定黏膜全层、整体胃壁的结构变化。在日后的"光学活检（optical biopsy）"[42]时代中有可能实现。

6. 木村-竹本论文[3, 16]的问题点

如上所述，EAB被认为是正常胃底腺黏膜与萎缩的胃底腺黏膜之间的边界线。不过，K-T论文中有以下几点难以理解。①把钳夹活检组织标本上的EAB，分为胃底腺"中间带"和幽门腺；②EAB是幽门至胃体部腺体边界的记录；③萎缩的胃底腺区域推测"中间带"，并进一步将萎缩分成（－）至（＋＋）三个阶段（没有标准的记载或标本示意图）。此后木村的论文[16]中还有这样的问题：①如果有肠上皮化生，判定为幽门腺；②随着年龄的增长，幽门腺黏膜扩张到胃底腺区域。

这些论文是五十年前、无法进行内镜下活检的、55°视角纤维传感内镜时代发表的论文。最近，把"慢性萎缩性胃炎程度（extent of chronic atrophic fundic gastritis）"划线区分，将

K-T 的 EAB 分类作为慢性萎缩性胃炎诊断标准的英文论文非常多。但简单的照搬竹本的方法并不可取，其中仍包含着上述问题点。

多年来的临床工作中，并没有形成将手术前的 EAB 和该切除标本的组织病理学所见进行对比的规定，可能是上述问题存在的原因之一。

7. 关于慢性萎缩胃炎的"临床实践"的个人见解

1）慢性萎缩胃炎的"临床实践"

应该考虑将 K-T 的 EAB 分级法进行修改。换言之，应该将腺体区域划分为①幽门腺区域，②萎缩的胃底腺区域（中间带），③正常胃底腺区域，EAB 应明确规定为②和③的分界线。

笔者认为有必要通过多中心的联合研究，探索将术前内镜所见与切除标本病理所见进行对比的评价方法。

2）术前诊断差异与内镜诊断一致性的问题

不同内镜医师术前的观察、摄影及诊断技术水平的差异与慢性萎缩性胃炎内镜诊断一致性的问题已引起关注。Fukuta 等[38]发起了一项多中心联合研究，收集术前确诊病例的内镜图像，进行预实验，并在之后的前瞻性研究上取得了良好的效果。

3）慢性萎缩性胃炎的病理学诊断标准

直接使用 USS/OLIGM 的病理学诊断标准也存在问题。除表层性胃炎/急性胃炎外，可对不同部位腺体的中性粒细胞浸润，幽门螺杆菌状况的省略，使内镜下更容易发现慢性萎缩胃炎的胃小凹上皮增生。

4）慢性萎缩性胃炎的 NBI 所见

笔者认为色素内镜所见可作为放大内镜所见的回馈，但通常不能作为普通内镜反馈。内镜观察受胃血流和胃壁伸展度的影响，和固定后的组织病理学标本有着不同的维度，将其与作为诊断金标准的组织病理学所见进行对比的工作非常重要。期待放大内镜检查能成为诊断慢性萎缩性胃炎临床表现的有力工具。新的内镜机型 AFI[24]和联动成像技术（linked color imaging）[43]也值得期待。

放大内镜对早期胃癌诊断临床实践的影响

在实际的临床诊断早期胃癌的工作中，以①

普通内镜检查；②发现癌疑似病例；③性状诊断；④浸润范围诊断；⑤浸润深度诊断的顺序进行。放大内镜检查极大地改变了③、④的过程。对于该诊断体系，开发出了胃筛查操作步骤（screening protocol for the stomach，SSS）及在线学习系统（e-learning system）等，提出了相应的评价方法[44, 45]，但没有增加其他指标。但是，考虑到一般的临床内镜检查中普通白光内镜仍是主流这一现状，笔者试着对其中①③④⑤的相关事项进行分析。

①普通内镜检查

诊断困难的原因客观存在，但检查过程中首要的是对病变的充分发现。常规内镜检查的规范观察方法也正在讨论中[46-51]。在当前的直视镜观察中，在贲门小弯侧，胃体中下小弯侧，胃角背面，前壁，特别是胃体中下小弯侧是很容易观察不充分的部位。操作者最好有意识地进行相关区域的内镜检查。相关报道认为，上述区域内镜检查的假阴性率可达 20.8% ~ 48%[52]。在异时性发生的胃癌中，有研究报告，可以看到与诊断时未发现的漏诊的病灶影像。入口等[48]对切除标本的病理检查结束后，对组织进行严格筛查，及时发现漏诊病灶，并在小组研讨会中进行细致的分析讨论，借以提高诊断水平。可能近期内镜医师对 NBI 的学习有所加强，在最近的研究会上发现了很多 NBI 对普通内镜下无法判断图像的有提示作用的病例。

③性状诊断

NBI 可以"通过肉眼所见对病变性质进行确诊"。通过选择适当的活检部位，可以减少患者的活检次数。全变焦观察的有效性也已被报道[53]。

④浸润范围诊断

一项多中心联合研究[54]报道了普通色素内镜和 NBI 对病灶浸润范围的诊断能力没有差别，由于该研究仅对病灶的一部分进行了比较研究，并不适合实际的临床实践。当前的临床工作中，对胃癌浸润范围的诊断不通过 NBI 几乎无法完成。即使有单纯通过 NBI 对未分化型癌症，超高分化型癌症的病灶浸润范围诊断困难的报道[44-51, 53, 54]，但很少出现活检切除后标本切缘呈阳性的病例。

但是，普通内镜下观察仍是病灶全周的浸润范围的诊断基础。以分界线部位的色调变化、血管透见的消失、变化等作为指标，认真按非病变部位到病灶边界部位、再到病灶中心部位的顺序进行观察，是临床诊疗的原则[55, 56]。常常能通过视角和观察距离的细微变化，大范围地获得上述观察指标。该方法也同样适用于NBI的观察。

⑤浸润深度诊断

NBI 在这方面尚无进展。虽有根据对普通内镜侧面图像推测浸润深度的方法[57, 58]，以及内镜超声（endoscopic ultrasonography，EUS）[59, 60]，但两者的结果并不一致。希望今后能和两方面的专家团队开展联合研究。同时，期待开发出专门用于消化道浸润深度诊断的 EUS 新机型。此外，拍摄侧面图像时多需要侧视镜，而做进一步检查时，如果使用超管、直视镜及 EUS 专机，侧视镜的转换将更为方便。

参考文献

[1] 野口順. 慢性胃炎における腸上皮化生に関する研究. 日外会誌 59：63-93, 1958

[2] 渡辺博芳. 胃の中間帯に関する病理組織学的研究—とくに正常胃ならびに慢性胃炎例について. 日外会誌 67：808-822, 1966

[3] Kimura K, Takemoto T. An endoscopic recognition of the atrophic border and its significance in chronic gastritis. Endoscopy 1：87-97, 1969

[4] Dixon MF, Genta RM, Yardley JH, et al. Classification and grading of gastritis. The updated Sydney system. International Workshop on the Histopathology of Gastritis, Houston 1994. Am J Surg Pathol 20：1161-1181, 1996

[5] Imai T, Kubo T, Watanabe H. Chronic gastritis in Japanese with reference to high incidence of gastric carcinoma. J Natl Cancer Inst 47：179-195, 1971

[6] 平福一郎. 慢性胃炎の病理組織像—臨床面との関連を重視して. 胃と腸 2：1257-1264, 1967

[7] 滝澤登一郎, 小池盛雄. 病理形態学の立場からみた慢性胃炎—胃体部腺の変化を中心に. 胃と腸 20：611-624, 1985

[8] 中村恭一, 菅野晴夫, 高木国夫, 他. 胃癌の組織発生—胃黏膜の経時的変化とその立場から見た胃癌の組織発生. 外科治療 23：435-448, 1970

[9] 江崎行芳, 山城守也. 腺境界と胃病変—老年者剖検例の検索より. 胃と腸 15：137-144, 1980

[10] 中村恭一, 菅野晴夫, 加藤洋. 臨床病理学的にみた腺境界—腸上皮化生のない胃底腺黏膜を限界づける線について. 胃と腸 15：125-136, 1980

[11] 大倉康男, 中島寬隆, 沢田正則, 他. 胃底腺黏膜の萎縮度からみた腺領域の病理組織学的検討. 胃と腸 32：1549-1559, 1997

[12] 大井実（神谷昌弘, 桜井保五郎, 柳田拓三, 他）. 主細胞による胃底腺—幽門腺境界部の決定法. 日消誌 59：610, 1962

[13] 西山昌宏, 馬場保昌, 牟田仁彦, 他. 腺境界近傍胃黏膜の X 線的検討. 胃と腸 32：1561-1570, 1997

[14] Fujishima K, Misumi A, Akagi M. Histopathologic study on development and extension of atrophic change in the gastric mucosa. Gastroenterol Jpn 19：9-17, 1984

[15] 三隅厚信, 本明宜彦, 藤島捷年, 他. 胃黏膜萎縮の発生・進展に関する考察—切除胃 100 例の全割組織標本による病理組織学的検討から. Ther Res 8：670-683, 1988

[16] Kimura K. Chronological transition of the fundic-pyloric border determined by stepwise biopsy of the lesser and greater curvatures of the stomach. Gastroenterology 63：584-592, 1972

[17] Tatsuta M, Saegusa T, Okuda Sh. Studies on gastritis in the upper portion of stomach by endoscopic congo red test. Endoscopy 5：61-69, 1973

[18] Tatsuta M, Okuda S, Taniguchi H, et al. Relation of intestinal metaplasia to the acid-secreting area. Endoscopy 3：166-171, 1979

[19] 飯田洋三. 内視鏡的の萎縮境界とくに中間帯黏膜の形態と機能に関する臨床的研究. Gastroenterol Endosc 21：155-169, 1979

[20] 竹本忠良, 鈴木博孝, 吉井隆博. 慢性胃炎の生検. 胃と腸 9：29-37, 1974

[21] 竹本忠良, 榊信広. 胃診断学 20 年の歩みと展望—慢性胃炎の内視鏡診断. 胃と腸 20：167-176, 1985

[22] 入山克. 直視下生検による慢性胃炎の臨床的研究. 岐医大誌 18：781-812, 1971

[23] 佐野量造, 福富久之, 竹沢久武. 胃生検による慢性胃炎のための 4 点法. 胃と腸 6：227-231, 1971

[24] Inoue T, Uedo N, Ishihara R, et al. Autofluorescence imaging videoendoscopy in the diagnosis of chronic atrophic gastritis. J Gastroenterol 45：45-51, 2010

[25] Tytgat GN. The Sydney system：endoscopic division. Endoscopic appearance in gastritis/duodenitis. J Gastroenterol Hepatol 6：223-234, 1991

[26] Kono S, Gotoda T, Yoshida S, et al. Can endoscopic atrophy predict histological atrophy? Historical study in United Kingdom and Japan. World J Gastroenterol 21：13113-13123, 2015

[27] Zhou Y, Li HY, Zhang JJ, et al. Operative link on gastritis assessment stage is an appropriate predictor of early gastric cancer. World J Gastroenterol 22：3670-3678, 2016

[28] Waddingham W, Graham D, Banks M, et al. The evolving role of endoscopy in the diagnosis of premalignant gastric lesions. F1000Res：715, 2018

[29] Rugge M, Genta RM, Staging and grading of chronic gastritis. Hum Pathol 36：228-233, 2005

[30] Capelle LG, de Vries AC, Haringsma J, et al. The staging of gastritis with the OLGA system by using intestinal metaplasia as an accurate alternative for atrophic gastritis. Gastrointest Endosc 71：1150-1158, 2010

[31] Rugge M, Fassan M, Pizzi M, et al. Operative link for gastritis assessment vs operative link on intestinal metaplasia assessment. World J Gastroenterol 17：4596-4601, 2011

[32] 石舘卓三. 胃黏膜腸上皮化生のパターン. 胃と腸 6：889-896, 1971

[33] Uedo N, Ishihara R, Iishi H, et al. A new method of diagnosing gastric intestinal metaplasia：narrow band imaging with magnifying endoscopy. Endoscopy 38：819-824, 2006

[34] Uedo N. Light blue crest (blue fringe) : Endoscopic diagnosis of pathology. Endoscopy 40 : 881, 2008

[35] Tahara T, Shibata T, Nakamura M, et al. Light blue crest sign, a favorable marker for predicting the severity of gastric atrophy in the entire stomach. Endoscopy 40 : 880, 2008

[36] Kanzaki H, Uedo N, Ishihara R, et al. Comprehensive investigation of areae gastricae pattern in gastric corpus using magnifying narrow band imaging endoscopy in patients with chronic atrophic fundic gastritis. Helicobacter 17 : 224–231, 2012

[37] Yamasaki Y, Uedo N, Kanzaki H, et al. Investigation of mucosal pattern of gastric antrum using magnifying narrow-band imaging in patients with chronic atrophic fundic gastritis. Ann Gastroenterol 30 : 302–308, 2017

[38] Fukuta N, Ida K, Kato T, et al. Endoscopic diagnosis of gastric intestinal metaplasia : A prospective multicenter study. Dig Endosc 25 : 526–534, 2013

[39] Kanemitu T, Yao K, Nagahama T, et al. Extending magnifying NBI diagnosis of intestinal metaplasia in the stomach : the white opaque substance marker. Endoscopy 49 : 529–535, 2017

[40] 八木一芳, 渡辺順, 中村厚夫, 他. Helicobacter pylori 感染胃黏膜の拡大内視鏡観察—正常黏膜の観察所見も含めて : A-B 分類. 胃と腸 42 : 697–704, 2007

[41] Saka A, Yagi K, Nimura S. OLGA-and OLGIM-based staging of gastritis using narrow-band imaging magnifying endoscopy. Dig Endosc 27 : 734–741, 2015

[42] 名和田義高, 八木一芳, 田中恵, 他. 慢性胃炎の拡大内視鏡診断—OLGA・OLGIM 分類に基づいた胃癌リスク分類を含めて. 胃と腸 51 : 52–63, 2016

[43] Mizukami K, Ogawa R, Okamoto K, et al. Objective Endoscopic Analysis with Linked Color Imaging regarding Gastric Mucosal Atrophy : A Pilot Study. Gastroenterol Res Pract 2017 : 7, 2017

[44] Yao K, Doyama H, Gotoda T, et al. Diagnostic performance and limitations of magnifying narrow-band imaging in screening endoscopy of early gastric cancer : prospective multicenter feasibility study. Gastric Cancer 17 : 669–679, 2014

[45] 八尾建史, 長浜孝, 植木敏晴, 他. 早期胃癌の診断の基本—画像強調内視鏡診断 : 診断体系と臨床応用. 胃と腸 53 : 611–620, 2018

[46] 細川治, 田村聡, 渡邊透, 対策型胃内視鏡検診の現状と課題. 胃と腸 53 : 1073–1080, 2018

[47] 外山雄三, 長浜隆司, 西澤秀光, 他. 対策型胃内視鏡検診における観察撮影法—経鼻内視鏡. 胃と腸 53 : 1121–1130, 2018

[48] 入口陽介, 小田丈二, 水谷勝. 他. 胃内視鏡スクリーニング検査の見逃し例からみた観察撮影法の工夫. 胃と腸 53 : 1132–1144, 2018

[49] 赤松泰次, 下平和久, 宮島正行, 他. 対策型胃内視鏡検診における観察撮影法—経口内視鏡. 胃と腸 53 : 1111–1119, 2018

[50] 平澤俊明, 城間翔, 並河健, 他. 早期胃癌のスクリーニングのコツとピットフォール—経口内視鏡検査. 胃と腸 53 : 565–573, 2018

[51] 川田和昭, 仲松宏. 早期胃癌のスクリーニングのコツとピットフォール—経鼻内視鏡検査. 胃と腸 53 : 574–585, 2018

[52] 宮脇哲丸, 野瀬道宏. 経鼻内視鏡スクリーニングの実態と問題点—外来診療の立場から. 胃と腸 47 : 904–916, 2012

[53] Uchita K, Yao K, Uedo N. Highest power magnification with narrow-band imaging is useful for improving diagnostic performance for endoscopic delineation of early gastric cancers. BMC Gastroenterol 2 : 155, 2015

[54] 長浜孝, 今村健太郎, 小島俊樹, 他. 超高分化腺癌成分を有する早期胃癌に対する浸潤境界診断—NBI 併用拡大内視鏡の診断能と限界について. 胃と腸 50 : 267–278, 2015

[55] Nagahama T, Yao K, Maki S. Usefulness of magnifying endoscopy with narrow-band imaging for determining the horizontal extent of early gastric cancer when there is an unclear margin by chromoendoscopy. Gastrointest Endosc 74 : 1259–1267, 2011

[56] 八尾恒良, 藤原侃, 渡辺英伸, 他. 胃癌の浸潤範囲の内視鏡診断. 胃と腸 7 : 725–738, 1972

[57] 八尾恒良, 田邊寛, 長浜孝, 他. 胃の陥凹型 SM 癌の病理組織構築と対比した内視鏡所見—pSM2 癌診断のための観察方法と診断限界. 胃と腸 43 : 1109–1125, 2008

[58] Nagahama T, Yao K, Imamura K, et al. Diagnostic performance of conventional endoscopy in the identification of submucosal invasion by early gastric cancer the "non-extention sign" as a simple diagnostic marker. Gastric Cancer 20 : 304–313, 2017

[59] 木田光広, 西元寺克典, 岡部治弥. 超音波内視鏡による胃癌深達度診断に関する病理学的研究—陥凹型胃癌を中心に. Gastroenterol Endosc 31 : 1141–1155, 1989

[60] 名和田義高, 平澤大, 齋藤宏章, 他. 早期胃癌の診断の基本—超音波内視鏡. 胃と腸 53 : 635–645, 2018

放大内镜对慢性胃炎诊断的影响

八木 一芳 [1]

小田 知友美

星 隆洋

森田 慎一

兼藤 努

须田 刚士

寺井 崇二 [2]

摘要●大部分慢性胃炎的起因与幽门螺杆菌相关。从幽门螺杆菌的角度，胃可被分为幽门螺杆菌阴性胃、幽门螺杆菌阴性非活动性胃炎以及幽门螺杆菌阳性活动性胃炎三类。幽门螺杆菌感染引起胃底腺和幽门腺化生，会进一步发展成肠上皮化生及腺化生。这些化生性改变大部分会发展成胃癌。胃的放大内镜要求从内镜图像中诊断出上述化生性改变。当前，基于组织学表现建立的放大内镜可以诊断出胃黏膜的相应状态。即诊断胃炎的活动性与否，及胃底腺化生的相关表现。

关键词　　幽门螺杆菌　慢性胃炎　放大内镜　窄带成像技术　萎缩

[1] 新泻大学地区医疗教育中心·鱼沼基础医院消化内科
　　邮编及地址：949-7302南鱼沼市浦佐4132　E-mail: yagikazu@pop12.odn.ne.jp
[2] 新泻大学研究生院口腔学综合研究科消化内科

前言

在幽门螺杆菌（*Helicobacter pylori*）发现之前，关于内镜下黏膜萎缩程度的分类，日本一直采用木村－竹本分级法[1]。该法对内镜下的萎缩黏膜进行诊断分级，具体而言包括胃底腺消失、幽门腺化生或肠上皮化生等黏膜改变。"幽门螺杆菌"发现后，也将其应用在胃炎的临床诊断上，把慢性胃炎分为幽门螺杆菌阳性胃炎（慢性活动性胃炎）和幽门螺杆菌既往感染胃炎（慢性非活动性胃炎）。此外，通过引入幽门螺杆菌阴性胃这一概念〔幽门螺杆菌阴性且无慢性胃炎（大部分正常胃，也包括A型胃炎等特殊型胃炎）〕，将胃从幽门螺杆菌感染与否的角度分为3类[2]。

通过内镜图像观察胃黏膜规则分布的集合小静脉RAC（regular arrangement collecting venules）[3]的技术来评价幽门螺杆菌阴性胃的方法已有报道。笔者[4]在2000年做过相关报告，放大内镜下可见RAC位于无炎症及萎缩的正常胃底腺黏膜内。

笔者[5]还报道了通过在RAC基础上加入幽门腺黏膜放大内镜图像，对黏膜萎缩程度进行A-B分级的方法。此外，还做过除菌后活动性炎症消失的胃底黏膜放大图像的报道。

本文对①幽门螺杆菌阴性胃的放大内镜像；②黏膜萎缩相关的A-B分级；③除菌前后放大内镜像的改变；④除菌后胃黏膜特征的观察；⑤窄带成像放大内镜诊断在OLGA[6]、OLGIM[7]分级系统中的尝试；⑥放大内镜诊断慢性胃炎对临床实践的改变等问题进行论述。

幽门螺杆菌阴性胃的放大内镜像

在幽门螺杆菌阴性胃的胃底黏膜上可以观察到胃底黏膜集合小静脉（collecting venules）呈规则性分布的内镜图像（RAC）。这些集合小静脉以350μm左右的间距排列着。在常规内镜的远景观察中RAC呈细点状排列分布（图1a），而在近距离观察中表现为海星状规则分布的血管[8]（图1b）放大内镜下观察，可见黏膜上海星状的集合小静

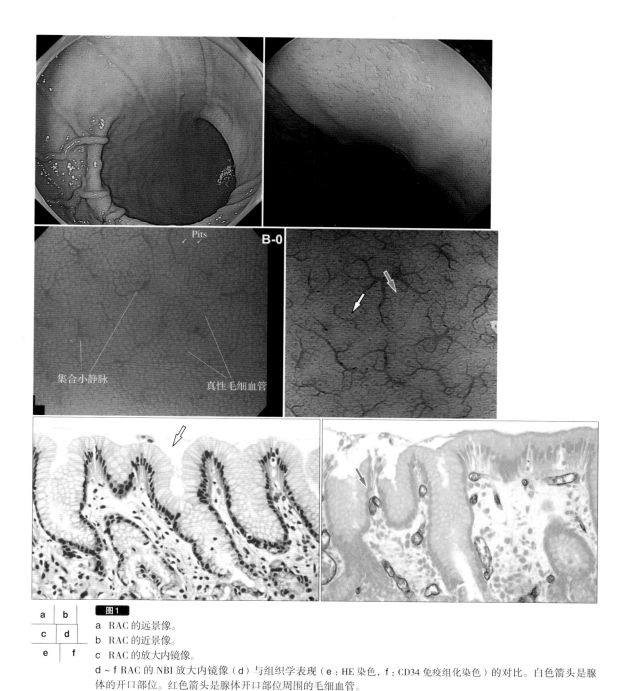

a	b
c	d
e	f

图1

a　RAC 的远景像。

b　RAC 的近景像。

c　RAC 的放大内镜像。

d～f RAC 的 NBI 放大内镜像（d）与组织学表现（e：HE 染色，f：CD34 免疫组化染色）的对比。白色箭头是腺体的开口部位。红色箭头是腺体开口部位周围的毛细血管。

〔c：转载自：八木一芳，等. 胃放大内镜诊断，第 2 版. 医学书院，p 14，2014；e，f：转载自：八木一芳，等. 幽门螺杆菌感染的进展与胃黏膜 NBI 放大观察. 胃肠，44：1446–1455，2009〕

脉，其周围是围绕腺体开口呈正六边形分布的毛细血管网，还可以观察到毛细血管网中心分泌胃酸及胃蛋白酶的腺体开口（**图 1c**）[5]。**图 1d** 是相应部位的窄带成像技术 NBI（narrow band imaging）联合放大内镜观察的结果。与该图像对应的组织图片中，白色箭头指示的是胃黏膜上皮胃小凹的腺体开口部位（**图 1e**）[9]，红色箭头指示的是该腺体周围用 CD34 免疫组化染色确认的围绕该胃

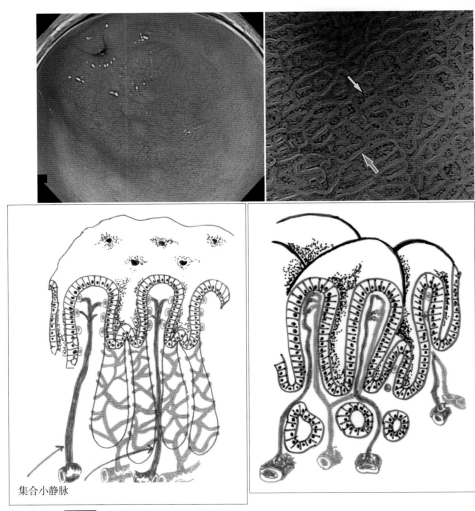

小凹的毛细血管（**图 1f**）[9]。

　　幽门螺杆菌阴性胃的胃底腺黏膜和幽门腺黏膜的放大内镜图像不同。这是因为两者的立体结构存在差异[2]。在常规的内镜检查过程中，无法在幽门黏膜观察 RAC，仅能看到树枝状分布的血管（**图 2a**）[5]。在 NBI 放大内镜下观察，白色区域呈现类似鳞片状的图像（**图 2b**）。在该处黏膜的胃小凹之间可以看到毛细血管（**图 2b**，黄色箭头）。

胃底腺黏膜与幽门腺黏膜的放大内镜像因胃小凹上皮立体结构的不同而存在差异[10]。胃底腺黏膜具有分泌胃酸和肽类的外分泌功能。由于胃小凹上皮是形成分泌腺开口的部位，因此有巨量的腺体开口在此排列分布（**图 2c**）。另一方面，幽门腺黏膜位于具有蠕动功能的黏膜内。该处黏膜在放大内镜像上呈现出类似手风琴闭合风箱样的构造，借此与剧烈的胃黏膜蠕动相适应（**图 2d**）。综合上

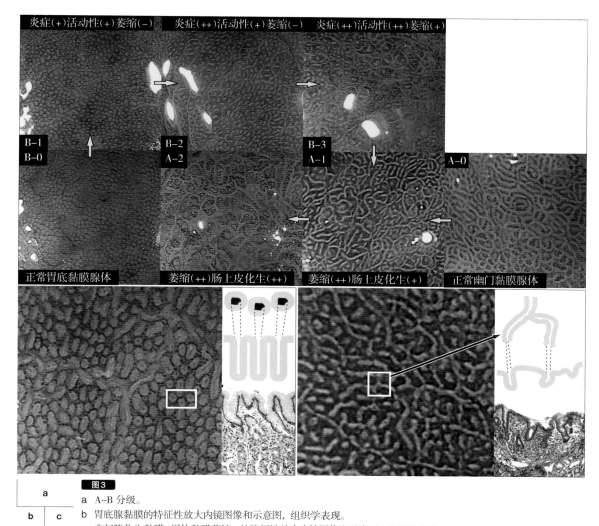

炎症(+)活动性(+)萎缩(-) 炎症(++)活动性(+)萎缩(-) 炎症(++)活动性(++)萎缩(+)

B-1
B-0

B-2
A-2

B-3
A-1

A-0

正常胃底黏膜腺体 萎缩(++)肠上皮化生(++) 萎缩(++)肠上皮化生(+) 正常幽门黏膜腺体

图3

a	
b	c

a A-B 分级。

b 胃底腺黏膜的特征性放大内镜图像和示意图，组织学表现。

c 幽门腺化生黏膜(胃体黏膜萎缩)的特征性放大内镜图像和示意图，组织学表现。

〔a：八木一芳，等. 幽门螺杆菌感染的进展和胃黏膜 NBI 放大观察. 胃肠 44:1 446-1455，2009；b，c：转载自：八木一芳，等. 胃的放大内镜诊断，第 2 版. 医学书院，p33，2014〕

述原因，可知胃底腺黏膜与幽门腺黏膜放大内镜像的区别。

以萎缩为视角的 A-B 分级法

慢性胃炎临床诊断的重点是：①有无活动性炎症；②化生引发胃底腺数量的减少及萎缩性改变的增加。A-B 分级法是重点针对第②条形成的分级方法。随着胃底黏膜萎缩程度的进展，胃小凹上皮的立体结构也发生变化。与此同时，放大内镜所见也相应地发生改变。这是因为从组织学上看，随着萎缩的进展，胃底腺发生幽门腺化生，而放大内镜下观察到的黏膜也随着萎缩程度的加

重逐渐近似于幽门腺黏膜。

图 3a[9] 介绍了 A-B 分级法。B 是胃体萎缩的简称。从 RAC 的放大内镜像（相当于 B-0）开始，萎缩程度按 B-0 → B-1 → B-2 → B-3 的方向进展。A 为胃窦萎缩的简称，从幽门螺杆菌阴性胃的幽门黏膜（相当于 A-0）开始，逐步经历 A-0 → A-1 → A-2 的变化。如果胃体的胃底腺萎缩加剧，胃底腺完全被化生的幽门腺替代，就会发生由 B-3 → A -1 的变化。如上所述，胃体黏膜完全萎缩时将从 B 类转到 A 类。相应的放大内镜像和组织学特征如**表 1** 所示。

在 A-B 分级法中重要的一点是胃底腺的存在

表1 A-B分级法中各级的放大内镜像和组织学特征

	放大内镜像特征	组织学特征
B-0	在细小的圆形腺管开口周围,规则地毛细血管呈正六边形走行分布。集合小静脉以 350 微米左右的间隔排列。	无炎症及萎缩的正常黏膜。
B-1	腺管开口呈圆形,但大小不一,包绕周围的毛细血管欠规则。看不到集合小静脉。	胃底腺存在,但有炎症细胞浸润,萎缩不明显。也可伴有活动性炎症,但程度较弱。
B-2	圆形的腺管开口中,混杂着椭圆形或胃小沟状的腺管开口。能观察到大量不规则血管沿着腺管开口走行。	胃底腺存在,伴萎缩。炎症细胞呈中等程度的浸润。大多伴有活动性炎症。
B-3	腺管开口变大,呈椭圆形或呈白色浑浊的圆形。能看到胃小凹周围不规则走行的血管。	胃底腺稀疏。大量炎症细胞的浸润。明显的活动性炎症。
A-0	黏膜呈细小的波纹状,排列规则。	无炎症的幽门腺黏膜。
A-1	黏膜呈细小的波纹状,排列不规则。	伴炎症的幽门腺黏膜,或黏膜存在幽门腺化生。有时可伴有肠上皮化生。
A-2	黏膜呈颗粒状,有时可呈乳头状。	伴炎症的幽门腺黏膜,或黏膜存在幽门腺化生。与 A-1 比较,炎症细胞浸润的数量多且程度高。或伴有明显的肠上皮化生。

与否,其放大内镜像所见有本质的区别。胃底腺存在的情况下,胃小凹白色区域形成封闭的环状外观,典型的表现为圆形(图 3b)[5]。另一方面,当胃底腺消失时胃小凹白色区域环状外观也发生变化,呈沟槽状并横向扩展,同时,围绕白色区域的胃小凹的间隔部位呈条条状改变(图 3c)[5]。虽然白色区域是胃小凹,但需要注意的是,根据胃底腺的存在与否胃小凹上皮的立体结构有所不同。图 2c 和图 2d 的示意图对理解胃体黏膜萎缩有重要的提示作用。

除菌前后放大内镜像的变化

幽门螺杆菌阳性的活动性胃炎可在胃底黏膜表现出强烈的活动性炎症。因此,胃底腺黏膜表现为显著的延迟性发红,也能观察到除菌后胃底腺黏膜的红色消退(图 4a, b)。在放大内镜下观察除菌前后的胃底腺黏膜时,除菌前大小不一的腺体开口部位(图 4c)在除菌后变得均匀,在其中心部会出现针尖样大小的孔洞[11, 12](图 4e)。通过对比组织学图像就能发现,在除菌前包括内膜侧和基底膜侧细胞在内的整个胃小凹上皮排列紊乱(图 4d, h)[13],除菌后则呈现为规则地排列(图 4f, j)[13]。从放大内镜图像中能够观察到胃小凹上皮排列的差异。通过放大内镜观察腺体开口部位的变化,能以 90% 以上的准确率来判断幽门螺杆菌感染与否[11]。虽然 NBI 联合放大内镜更容易观察到针尖样的孔洞(图 4g, i)[13],但活动性胃炎有时也有类似针孔样的表现,因此笔者推荐通过白光放大内镜像来确认。然而,除菌前后黏膜萎缩的变化无法通过放大内镜进行观察。因此,在无法观察胃底腺黏膜的高度慢性萎缩性胃炎病例中,不能采用放大内镜来判断是否存在幽门螺杆菌的感染。综上,内镜下的观察重点是胃底腺黏膜上的活动性炎症的显著表现[10]。

除菌后胃的黏膜特征

近年来,随着胃除菌观念的普及,除菌后胃的病例数量也在不断增长。因此,有必要通过内镜对除菌后胃进行诊断评价。一方面为了避免不必要的幽门螺杆菌检查,另一方面,由于除菌后发生的胃癌与以往的胃癌不同,所以在内镜检查中判断幽门螺杆菌感染与否非常重要。笔者将详细介绍除菌后病例的内镜下特征。

1. 色调逆转现象

一直以来,木村 - 竹本分类法中病灶分界线的非萎缩侧腺体(存在胃底腺的一侧)为红色,萎

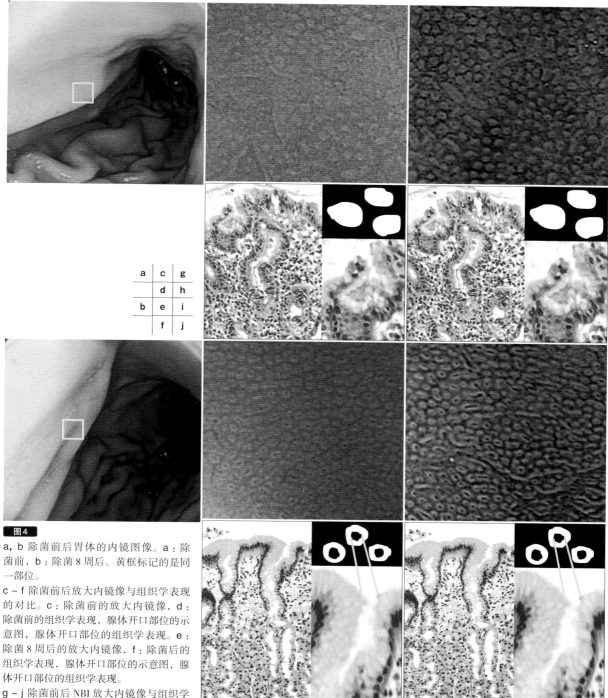

a	c	g
	d	h
b	e	i
	f	j

图4

a，b 除菌前后胃体的内镜图像。a：除菌前，b：除菌8周后。黄框标记的是同一部位。

c～f 除菌前后放大内镜像与组织学表现的对比。c：除菌前的放大内镜像，d：除菌前的组织学表现，腺体开口部位的示意图，腺体开口部位的组织学表现。e：除菌8周后的放大内镜像，f：除菌后的组织学表现，腺体开口部位的示意图，腺体开口部位的组织学表现。

g～j 除菌前后NBI放大内镜像与组织学表现的对比。g：除菌前的NBI放大内镜像，h：除菌前的组织学表现，腺体开口部位的示意图，腺体开口部位的组织学表现。i：除菌8周后的NBI放大内镜像，j：除菌后的组织学表现，腺体开口部位的示意图，腺体开口部位的组织学表现。

〔d，f，g～j：转载自：八木一芳．内镜诊断（放大观察・以NBI为中心）—胃炎的放大内镜诊断：A–B分级及除菌后的放大内镜像．胃肠47：133–142，2012．部分调整〕

缩侧（肠上皮化生、幽门腺化生一侧）腺体为白色，且能观察到树枝状血管[1]。这是活动性胃炎的内镜下表现。然而，除菌后胃的内镜下所见是萎缩侧为红色，非萎缩为白色（图5a）[14, 15]。也就是说，萎缩黏膜与非萎缩黏膜的色调发生了转换。这一现象被笔者们[14, 15]命名为"色调逆转"现象并进行了报告。上述变化可能由胃底腺黏膜的活动性炎症消失所引起。可以观察到这种"色调逆转"现象的病例，占全部除菌后胃病例的40%。而"色调逆转"现象一经发现，诊断幽门螺杆菌阴性（除菌后或自然除菌后）的准确率可达90%以上[14]。

此外，在病灶分界线萎缩侧的红色黏膜中，可以观察到局部有白色隆起形成，呈散在性分布（图5b）[14]。在放大内镜下观察该区域，发现其胃底腺的圆形开口处存在管状的幽门腺化生和肠上皮化生（图5c，白色虚线标记的部分）。对该部位进行活检，能获得与放大内镜推测的相同结果，即肠上皮化生和胃底腺混合存在的组织学表现（图5d）。该组织学所见即中间带黏膜[14]。

在慢性胃炎的连续胃底腺黏膜与连续萎缩黏膜之间，间断存在部分幽门腺、幽门腺化生及肠上皮化生黏膜，既往曾报道这种胃底腺和肠上皮化生混合存在的黏膜为中间带黏膜[16]（图5e）。中间带黏膜只能通过组织学辨别，不能通过内镜及胃切除后的固定标本确认。

2. 中间带的鲜明化

在活动性胃炎腺体分界线附近的内镜图像中，非萎缩侧的腺体为红色（图6a，黄色箭头）[14]。通过活检明确了黄色线框内的出血部位（图6a）是中间带黏膜。该诊断的得出，是因NBI放大内镜观察到黏膜腺体圆形开口部位呈不规则表现，提示胃底腺黏膜的存在（图6b）[14]。通过对该部位进行活检，还可以明确肠上皮化生及胃底腺周围包绕的炎症细胞（图6c）。对于活动性胃炎，虽然中间带黏膜存在于木村–竹本分类法规定的黏膜萎缩侧，但该中间带黏膜无法通过内镜确认。将活动性胃炎（图6e）和非活动性胃炎（图6d）的内镜图像进行比较，活动性胃炎中非萎缩区黏膜是红色的，萎缩区呈白色。然而，经除菌后幽门螺杆菌

消失，胃底黏膜明显的活动性胃炎也逐渐消退，非萎缩区黏膜遂逐渐变白，使得萎缩黏膜内镜下颜色相对变红，此即"色调逆转"现象。由于存在于萎缩区中间带黏膜的胃底腺的活动性炎症也逐步消退，外观呈白色颗粒状，因而能够肉眼下辨识，此即笔者命名的"中间带鲜明化"[14]。通过对上述图像的熟练掌握，就能容易地在内镜下诊断出慢性胃炎是活动性还是非活动性。

通过NBI放大内镜诊断OLGA、OLGIM的方法

在欧美，对胃癌高危因素存在与否的判断，需通过胃黏膜活检判定黏膜萎缩的分布及程度（operative link for gastritis assessment, OLGA）[6]、肠上皮化生的分布及程度（operative link for gastric intestinal metaplasia assessment, OLGIM）[7]等来进行。实际操作时，要进行5个以上的活检，十分繁琐。在日本，木村·竹本分级法已经普及，通过内镜对萎缩进行判定极为简单。但是，欧美的内镜医师对通过内镜判定的方式信任度不高。笔者也对内镜与组织学判断的一致性及可信度存有疑虑。一方面，笔者确信日本所采用的放大内镜下对慢性胃炎黏膜萎缩和肠上皮化生的诊断非常正确。这是因为放大内镜慢性胃炎诊断学是从放大图像与活检组织学表现的一一对应中构建起来的诊断学[8]。为了证实其准确性，笔者根据欧美国家组织实施的胃癌风险诊断系统，首先通过NBI放大内镜对胃黏膜进行了诊断，同时行组织活检，并对两者诊断的一致性进行分析，对包括风险诊断在内的NBI放大内镜对慢性胃炎诊断与活检组织学诊断的相似性进行研究[17]。

首先，对胃前壁小弯侧和胃体小弯侧进行NBI放大内镜观察的部位进行选择。然后，利用NBI放大内镜将胃前壁小弯侧肠上皮化生的程度分为0～3分的4个级别（图7a），组织学表现也进行同样的分级（图7b）。并且，通过NBI放大内镜将胃体小弯侧胃底腺萎缩程度分为0～3分4个级别（图7c），组织学表现也同时进行了分级（图7d）[17]。

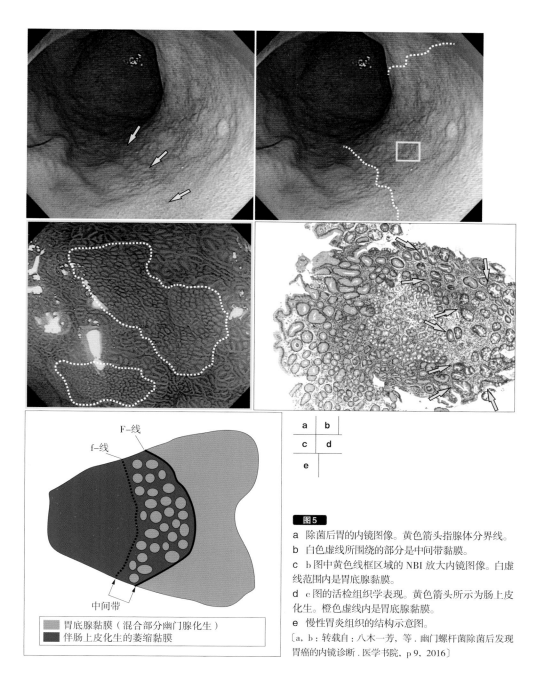

图5

a 除菌后胃的内镜图像。黄色箭头指腺体分界线。
b 白色虚线所围绕的部分是中间带黏膜。
c b图中黄色线框区域的 NBI 放大内镜图像。白虚线范围内是胃底腺黏膜。
d c图的活检组织学表现。黄色箭头所示为肠上皮化生。橙色虚线内是胃底腺黏膜。
e 慢性胃炎组织的结构示意图。
〔a，b：转载自：八木一芳，等．幽门螺杆菌除菌后发现胃癌的内镜诊断．医学书院，p 9，2016〕

图中标注：
- F-线
- f-线
- 中间带
- 胃底腺黏膜（混合部分幽门腺化生）
- 伴肠上皮化生的萎缩黏膜

此外，对接受内镜检查的 55 例患者，都实施了胃前壁小弯侧和胃体小弯侧 NBI 放大内镜观察，并进行了 NBI 放大内镜的诊断评分。与此同时，对上述部位还进行了组织活检，完成组织学评分，并分析了两种评分的一致性。胃前壁小弯侧内镜与组织活检的一致率为 69.1%（表 2），胃体小弯侧的一致率是 72.7%[17]（表 3）。将胃前壁小弯侧和胃体小弯侧评分与 OLGA 及 OLGIM 相结合，制成分级评价系统（表 4）[17]，并将其用于"NBI 放大内镜分级"与"活检组织学分级"的比较（表5）。Ⅲ级和Ⅳ级视为胃癌高风险群，两者的吻合率为 89.1%，因此笔者认为利用 NBI 放大内镜进行

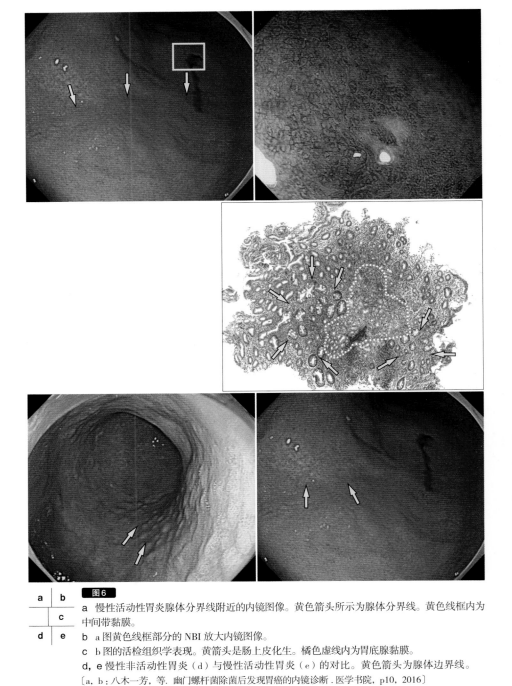

a	**b**
c	
d	**e**

图6

a 慢性活动性胃炎腺体分界线附近的内镜图像。黄色箭头所示为腺体分界线。黄色线框内为中间带黏膜。

b a图黄色线框部分的NBI放大内镜图像。

c b图的活检组织学表现。黄箭头是肠上皮化生。橘色虚线内为胃底腺黏膜。

d,e 慢性非活动性胃炎(d)与慢性活动性胃炎(e)的对比。黄色箭头为腺体边界线。

〔a,b:八木一芳,等. 幽门螺杆菌除菌后发现胃癌的内镜诊断. 医学书院,p10,2016〕

胃癌风险诊断与组织活检风险诊断的准确性非常接近(**表6**)[17]。

放大内镜诊断对慢性胃炎临床实践的改变

放大内镜对临床工作中慢性胃炎诊断等方面

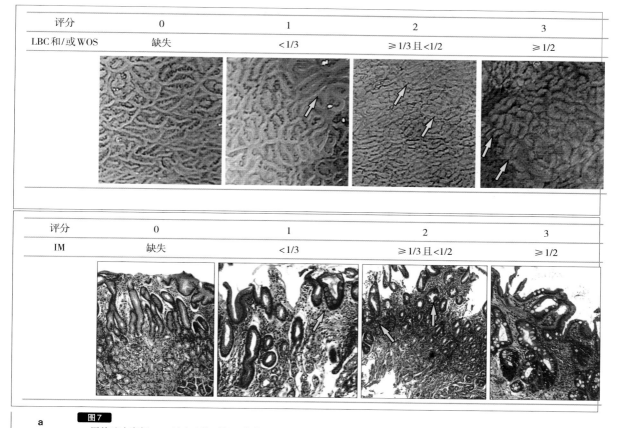

评分	0	1	2	3
LBC 和/或 WOS	缺失	<1/3	≥1/3 且 <1/2	≥1/2

评分	0	1	2	3
IM	缺失	<1/3	≥1/3 且 <1/2	≥1/2

图7

a 胃前壁小弯侧 NBI 放大内镜对肠上皮化生的评分分级。黄箭头所示为 LBC 及 WOS。

b 胃前壁小弯侧组织活检对肠上皮化生的评分分级。黄箭头所示为肠上皮化生的杯状细胞。

LBC：淡蓝色嵴状结构，WOS：白色不透明物质，IM：肠上皮化生。

的影响，取决于每位内镜操作医师的技术和意识水平。此处陈述的仅是笔者的个人观点。前述采用放大内镜对胃癌风险进行诊断的准确率已经与组织活检 OLGA、OLGIM 的准确率相当接近，但实际上日本放大内镜诊断胃癌风险的普及程度并不高。虽然日本内镜医师对胃癌的诊断技术很高，但要诊断胃癌发生的高风险，还需要多付出时间，多做相关诊断的临床实践。此外，欧美的病理医师要在活检后数周后才能做出胃癌风险诊断，从日本内镜诊断学水平来看，可以考虑摒弃这种诊断方式。不过，欧美的内镜医师和病理医师都坚持活检的绝对性，而内镜仅是进行活检的工具。笔者在 2014 年召开的京都共识会议上[18]与欧美的内镜医师及病理医师进行了讨论，了解到了欧美

国家的内镜诊断学现状。对其完全不相信日本内镜医师通过 NBI 放大内镜图像推测组织学表现从而做出诊断的态度感到不满。笔者们的 OLGA、OLGIM 内镜诊断研究[17]的目的之一是向欧美的内镜医师传达，如果日本的内镜医师也实施欧美的诊断体系，仅凭内镜图像就能达到这种诊断水平。实际上，在笔者就相关研究向其他期刊投稿的过程中，欧美的指导老师给出了"令人惊叹"的评价。

事实上，笔者认为日本慢性胃炎放大内镜诊断学的产生，与诊断癌症病变时判断背景黏膜状态相关工作的广泛开展有关。特别是近年来，幽门螺杆菌阴性胃、黏膜萎缩少且胃底腺广泛型胃等病例演变而来的胃癌患者在不断增加，也包括一些特殊类型癌的病例。从放大内镜观察背景黏

评分	0	1	2	3
黏膜状态	圆形	卵圆形或裂隙样凹陷	管状或颗粒状	管状或颗粒状
LBC或WOS			(−)	(+)

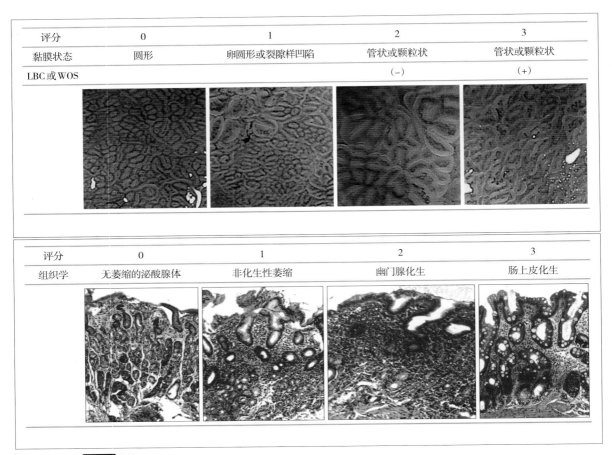

评分	0	1	2	3
组织学	无萎缩的泌酸腺体	非化生性萎缩	幽门腺化生	肠上皮化生

图7（续）

c 胃体小弯侧 NBI 放大内镜的萎缩评分分级。

d 胃体小弯侧活检组织学的萎缩评分分级。

〔转载自：Saka A, et al. OLGA- and OLGIM-based staging of gastritis using narrow-band imaging magnifying endoscopy. Dig Endosc 27：735-742，2015〕

表2 胃前壁小弯侧NBI放大内镜与活检组织学的肠上皮化生评分的分布

		NBI-ME 评分			
		0(25例)	1(9例)	2(5例)	3(16例)
组织学评分	0	18	2	0	0
	1	5	3	0	2
	2	1	0	3	0
	3	1	4	2	14

NBI-ME：NBI-magnifying endoscopy，NBI放大内镜。

表3 胃体小弯侧NBI放大内镜评分与活检组织学的萎缩评分的分布

		NBI-ME 评分			
		0（10 例）	1（17 例）	2（4 例）	3（24 例）
组织学评分	0	10	4	0	0
	1	0	7	1	0
	2	0	2	0	1
	3	0	4	3	23

表4 胃前壁小弯侧和胃体小弯侧评分由来的分级系统

IM评分 ＼ 萎缩评分		分级系统			
		无萎缩（0分）	轻度萎缩（1分）	中度萎缩（2分）	严重萎缩（3分）
胃窦	无IM(0分)	0级	I级	II级	II级
	轻度IM(1分)	I级	I级	II级	III级
	中度IM(2分)	II级	II级	III级	IV级
	严重IM(3分)	III级	III级	IV级	IV级

黄色部分为胃癌高风险的III级和IV级。IM：肠上皮化生。
〔转载自：Saka A, et al. OLGA- and OLGIM-based staging of gastritis using narrow-band imaging magnifying endoscopy. Dig Endosc 27：735-742，2015〕

表5 NBI放大内镜分级与活检组织学分级的分布

	NBI-ME评分				
	0级(9例)	I级(17例)	II级(4例)	III级(6例)	IV级(19例)
组织学分期 0级	7	3	0	0	0
I级	2	7	0	0	0
II级	0	3	3	1	0
III级	0	3	0	1	3
IV级	0	1	1	4	16

〔转载自：Saka A, et al. OLGA- and OLGIM-based staging of gastritis using narrow-band imaging magnifying endoscopy. Dig Endosc 27：735-742，2015〕

表6 NBI放大内镜与组织活检胃癌风险的分布

	NBI-ME分组	
	低危（30例）	高危（25例）
组织学评分分组		
低危	25	1
高危	5	24

〔转载自：Saka A, et al. OLGA- and OLGIM-based staging of gastritis using narrow-band imaging magnifying endoscopy. Dig Endosc 27：735-742，2015〕

一些特殊类型癌的病例。从放大内镜观察背景黏膜状态从而对组织学表现作出正确诊断，常用来作为胃癌诊断的重要参考。另外，也经常利用胃底黏膜内镜所见进行有无炎症的判断。考虑到幽门螺杆菌既往感染胃病例的增多，从削减医疗费用的角度来看，在内镜检查实施过程中通过放大内镜诊断幽门螺杆菌状态也是十分重要的。而且，在内镜的检查过程中诊断幽门螺杆菌的现感染或既往感染，还能为病变性质的诊断提供参考。

另外，在广泛除菌的幽门螺杆菌既往感染胃，对除菌后胃癌发生风险的评判是必须的。在与组织学诊断同步发展的过程中，通过放大内镜所见诊断胃癌发生风险的评判系统无疑均来自日本本国，这也将进一步改变日本慢性胃炎诊断的临床实践。

萎缩程度等方面与组织病理学具有较高的一致性。随着慢性胃炎病因的逐渐明确，以组织学表现为基础的放大内镜诊断变得越发重要。

结语

日本慢性胃炎的放大内镜诊断在有无炎症、

参考文献
[1] Kimura K, Takemoto T. An endoscopic recognition of the atrophic border and its significance in chronic gastritis. Endoscopy 1；87-97，1969
[2] 中島滋美，九嶋亮治. 3病理診断と一致する慢性胃炎の内視鏡診断と分類. 胃炎の京都分類. 春間賢(監). 日本メディカルセンター, pp 121-124, 2014
[3] Yagi K, Nakamura A, Sekine A. Characteristic endoscopic and magnified endoscopic findings in the normal stomach without Helicobacter pylori infection. J Gastroenterol Hepatol 17；39-45, 2002
[4] 八木一芳，中村厚夫，関根厚雄, 他. Helicobacter pylori陰性・正常胃黏膜内視鏡像の検討. Gastroenterol Endosc 42；1977-1987, 2000
[5] 八木一芳，味岡洋一. 胃の拡大内視鏡診断, 第2版. 医学書院, 2014
[6] Rugge M, Genta RM. Staging and grading of chronic gastritis. Hum Pathol 36；228-233, 2005
[7] Capelle LG, de Vries AC, Haringsma J, et al. The staging of gastritis with the OLGA system by using intestinal metaplasia as an accurate alternative for atrophic gastritis. Gastrointest Endosc 71；1150-1158, 2010

[8] Yagi K, Nakamura A, Sekine A. Comparison between magnifying endoscopy and histological, culture and urease test findings from gastric mucosa of the corpus. Endoscopy 34:376–381, 2002

[9] 八木一芳, 佐藤聡史, 中村厚夫, 他. Helicobacter pylori 感染の進展と胃黏膜 NBI 拡大観察. 胃と腸 44:1446–1455, 2009

[10] 八木一芳, 名和田義高. 胃の組織解剖と内視鏡像. 消内視鏡 28:1136–1144, 2016

[11] Yagi K, Nakamura A, Sekine A. Magnifying endoscopy of the gastric body：a comparison of the findings before and after eradication of Helicobacter pylori. Dig Endosc 14(Suppl)：S76–82, 2002

[12] Yagi K, Saka A, Nozawa Y, et al. Prediction of Helicobacter pylori status by conventional endoscopy, narrow–band imaging magnifying endoscopy in stomach after endoscopic resection of gastric cancer. Helicobacter 19:111–115, 2014

[13] 八木一芳. 内視鏡診断(拡大観察・NBI を中心に)—胃炎の拡大内視鏡診断：A–B 分類および除菌後拡大像について. 胃と腸 47：133–142, 2012

[14] 八木一芳, 味岡洋一. H. pylori 除菌後発見胃癌の内視鏡診断. 医学書院, pp 3–16, 2016

[15] Nawata Y, Yagi K, Tanaka M, et al. Reversal phenomenon on the mucosal borderline relates to development of gastric cancer after successful eradication of H. pylori. J Gastroenterol Hepatol Res 21:1–6, 2017

[16] 中村恭一, 菅野晴夫, 加藤洋. 臨床病理学的にみた腺境界—腸上皮化生のない胃底腺黏膜を限界づける線について. 胃と腸 15:125–136, 1980

[17] Saka A, Yagi K, Nimura S. OLGA– and OLGIM–based staging of gastritis using narrow–band imaging magnifying endoscopy. Dig Endosc 27:735–741, 2015

[18] Sugano K, Tack J, Kuipers EJ, et al. Kyoto global consensus report on Helicobacter pylori gastritis. Gut 64:1353–1367, 2015

Summary

How Has Magnifying Endoscopy Changed the Diagnosis of Chronic Gastritis ?

Kazuyoshi Yagi[1], Chiyumi Oda,
Takahiro Hoshi, Shin–ichi Morita,
Tsutomu Kanefuji, Takeshi Suda,
Shuji Terai[2]

A majority of chronic gastritis cases are caused by Helicobacter pylori infection. From the perspective of H. pylori infection, the condition of stomach is categorized into three groups：no infection, inactive gastritis that indicates the disappearance of H. pylori, and active gastritis that indicates H. pylori–positive currently. An infection caused by H. pylori induces various metaplasia, such as pyloric metaplasia and intestinal metaplasia, during which gastric cancer occurs. We developed a magnifying endoscopic diagnosis based on the histological findings of the fundic gland mucosa and pyloric gland and intestinal metaplasia. Furthermore, we determined whether the chronic gastritis is active or inactive with the use of magnifying endoscopy. Currently, the gastric cancer risk level can be identified based on either OLGA or OLGIM, which has been employed in Western countries, using NBI magnifying endoscopy.

[1] Department of Gastroenterology and Hepatology, Uonuma Institute of Community Medicine, Niigata University Medical and Dental Hospital, Minamiuonuma, Japan

[2] Division of Gastroenterology and Hepatology, Niigata University Graduate School of Medical and Dental Science, Niigata, Japan

放大内镜对慢性胃炎诊断的影响

大森 正泰 [1]

上堂 文也

神崎 洋光 [2]

岩坪 太郎 [1]

中平 博子

松浦 伦子

七条 智圣

前川 聪

金坂 卓

山本 幸子

竹内 洋司

东野 晃治

石原 立

富田 裕彦 [3]

摘要●考虑到上消化道内镜筛查存在时间间隔，因此针对胃癌发生危险因素之一的肠上皮化生的诊断非常重要。一方面众多研究报道了放大内镜对肠上皮化生诊断的有效性，另一方面，随着内镜图像清晰度的提升，非放大内镜的相关诊断能力也有所提高。在肠上皮化生的相关研究中，很多报道都认为，与完全型肠上皮化生相比，不完全型肠上皮化生的胃癌发生风险更高。笔者利用 NBI 联合放大内镜，对黏膜微细结构和肠上皮化生亚型进行了分析。NBI 联合放大内镜下观察，肠上皮化生黏膜表面以脊状结构为主，其中不完全型肠上皮化生所占比例较高，但是准确鉴别尚困难。

关键词　肠上皮化生　完全型肠上皮化生　不完全型肠上皮化生

[1] 大阪国际癌症中心消化内科　邮编541–8567大阪市中央区大手前3丁目1–69
E–mail：oomori–ma@mc.pref.osaka.jp
[2] 冈山大学研究生学院口腔药学综合研究系肝脏消化内科
[3] 国际医疗福祉大学医学院病理科

前言

在幽门螺杆菌相关的慢性胃炎中，肠上皮化生与胃癌的发生风险密切相关。其中，在肠上皮化生确诊的病例中，由于从胃窦进展到胃体部的肠上皮化生的分化型胃癌的发生风险高 [1–3]，在欧洲的相关诊疗指南中 [4]，针对肠上皮化生存在与否和针对胃体部肠上皮化生有否进展给出了不同的观察策略。在疾病的筛查过程中，高度怀疑为癌的病变，或者在决定是否建议患者定期复查时，对存在肠上皮化生患者胃癌发生风险的把握极为重要。因此本文探讨了肠上皮化生放大内镜诊断在日常临床工作中的意义。

非放大内镜对肠上皮化生的诊断能力

在常规白光内镜下，肠上皮化生黏膜表现为灰白色的扁平隆起、黏膜发白、绒毛样外观及表面黏膜粗糙和凹凸不平等改变，在幽门螺杆菌除菌后的病例中，有关于肠上皮化生主要表现为黏膜的斑片状发红的报道 [5]。在日本的一项多中心、前瞻性临床试验中 [6]，报告白光内镜在胃窦部对肠上皮化生的诊断能力（灵敏度 / 特异度）为94.6%/69.1%，胃体部为 86.1%/65.9%。

靛胭脂染色方法使白光内镜所见得到了增强，对胃小弯侧提示肠上皮化生的大小不同、形状不规则的黏膜病变有鉴定作用，有研究报道其对胃窦部肠上皮化生诊断的灵敏度 / 特异度为

78.4%/57.9%，胃体部为86.0%/82.6%[6]。在采用亚甲蓝染色内镜诊断肠上皮化生的报道中，其灵敏度为93%，特异度为85%，临床效果良好[7]。而采用醋酸喷洒方法诊断的灵敏度为77.6%，特异度为94.4%，临床效果较好[8]。

窄带成像技术（narrow band imaging，NBI）对胃黏膜表面构造和血管构造的显像有增强作用，因而是肠上皮化生的有效诊断工具[9]，在NBI的非放大观察中呈斑点状的区域内[10]，近距离观察可见黏膜表面结构呈绒毛样和脊状的特征性改变[11]。目前有2个采用NBI观察模式的多中心临床试验均报道NBI使诊断肠上皮化生的灵敏度显著提高，在欧美的报道中，其灵敏度从53%提高到87%，在亚太地区的报道中，其灵敏度从59.1%提高到92.3%[12, 13]。不过，两项研究中白光非放大内镜的诊断能力均低于日本国内报道的水平。

通过自发荧光电子内镜系统（autofluorescence imaging，AFI）观察胃体部的肠上皮化生、黏膜萎缩、组织炎症时，内镜下可见病变为绿色区域，其中对肠上皮化生诊断的灵敏度为77%，特异度为75%[14]。

有报道称，使用联动成像技术（linked color imaging，LCI）后，肠上皮化生表现为淡紫色的特征性黏膜，对诊断很有帮助[15]。

放大内镜对肠上皮化生的诊断能力

目前尚无白光放大内镜对肠上皮化生诊断能力的相关报道。Dinis-Ribeiro等[16]进行的多中心临床试验的结果显示，将亚甲蓝染色内镜与放大内镜并用，观察蓝染的胃黏膜的组织学特点，可提高肠上皮化生的诊断能力，其灵敏度为76.4%，特异度为86.6%，临床效果良好[17]。

已有多项关于NBI联合放大内镜观察肠上皮化生特征性所见的报道。浅蓝色嵴状结构（light blue crest，LBC）的定义是，在NBI联合放大内镜观察时，肠上皮化生部位的黏膜上皮表面呈现为蓝中带白的斑片状区域，与肠上皮上发现的刷状缘有密切关系[10]。报告显示，与组织病理学相比，LBC诊断肠上皮化生的灵敏度为89%，特异度为93%。Yao等[18]报道了通过NBI联合放大内镜观察到胃腺瘤、早期胃癌的胃小凹之间存在白色不透明物质（white opaque substance，WOS），同时确认了胃黏膜上皮下存在微小脂肪滴的聚集。由于上述表现在肠上皮化生中也能看到[19]，Kanemitsu等[20]将LBC与WOS联合使用，与单独通过LBC或WOS诊断相比，肠上皮化生的诊断能力得到了提高（灵敏度为87.5%，特异度为93.8%）。胃小凹边缘上皮的白色混浊（marginal turnbid band，MTB）也被认为是肠上皮化生的放大内镜所见之一，其诊断的灵敏度为100%，特异度为66%，阳性诊断率为81.7%[21]。Tahara等[22]发现，根据胃体黏膜放大内镜下观察到的螺旋状及波纹状血管、边界清晰的椭圆形及管状绒毛样表面结构与对应的组织学肠上皮化生的诊断相比，其灵敏度为73.3%，特异度为95.6%。另外，Okubo等[23]根据胃窦黏膜的放大内镜所见，将LBC和脊状/绒毛样所见（ridge/villous pattern）进行组合，与组织病理学诊断的肠上皮化生比较，显示了良好的诊断能力（灵敏度为95.2%，特异度为98.7%）。Saka等[24]以NBI联合放大内镜观察到的IBC或WOS为基础，将内镜所见与组织病理学评价肠上皮化生严重程度的"可操作的与胃癌风险联系的肠化生评估（operative access for gastric intestinal metaplasia assessment，OLGIM）"分级系统结合后分析发现，该方法在胃癌发生低、高危组的分级上显示了89%的良好一致性，提示通过放大内镜能进行胃癌发生风险评估的可能。

另外，还有研究指出，胃体和胃窦部的肠上皮化生在微细黏膜结构及胃小区局部对应关系上存在差异。胃体部的肠上皮化生是与正常胃窦黏膜类似的、与胃小沟分布不同的凹槽状（groove type）的表面结构[25]，胃窦的肠上皮化生是胃小区中央或胃小区整体出现的白色绒毛状的表面结构[26]。与白光内镜相比，将NBI与AFI组合的观察方法显著提高了诊断的灵敏度[27]。

肠上皮化生诊断相关的放大、非放大内镜所见的总结

当前尚无将非放大内镜和放大内镜所见对肠上皮化生的诊断能力直接进行比较的临床试验。除特异性肠上皮化生外，在传统的纤维传感器和旧型电子内镜时代，肠上皮化生的诊断是困难的，但近年来，高分辨率电子内镜的普及和各种肠上皮化生内镜所见的明朗，肠上皮化生的诊断能力有所提高，但尚未形成放大内镜下观察明显优于非放大观察的共识。特别是 NBI 增强图像等的普及，其对肠上皮化生诊断的有效性在欧美也得到了认可，定点组织活检成为诊断标准，欧美也开始提倡在内镜诊断下转换成组织活检[28]。但考虑到放大内镜的普及程度，从肠上皮化生的诊断到胃癌风险评估的一般临床工作中，建议进一步普及与图像增强并用的非放大内镜下观察。

另一方面，多数报道认为结合 NBI、蓝光成像（blue light imaging, BLI）进行的放大内镜在早期胃癌诊断中的有效[29-31]，在日本的实际临床应用中也越来越普及。在 Ezoe 等[32] 通过 NBI 放大内镜进行胃黏膜凹陷性微小病变鉴别诊断的多中心临床研究中，被鉴定的癌和非癌病变中多数（≥ 85%）为肠上皮化生。肠上皮化生的放大内镜诊断在日常临床工作中最大的意义在于放大内镜对胃癌鉴别诊断和放大诊断能力的提高。另外，从详细的微细黏膜图像与组织学所见的相关性研究来看，认为进一步查明慢性胃炎的病变程度非常必要。

肠上皮化生的亚型分类及其意义

虽然关于不完全型肠上皮化生与胃癌发生风险相关的报告很多，但对于其能否作为决定胃癌的风险指标，当前尚未达成充分的共识[33-36]。Gonzalez 等[34] 就肠上皮化生的亚型和胃癌发生风险的相关性进行了观察性研究，共 14 篇研究中包括了 13 篇横断面研究，在 10 篇队列研究中，有 6 篇的研究结果提示不完全型肠上皮化生的存在

显著地增加胃癌的发生风险。虽然文章中也包含了不完全型肠上皮化生和胃癌发生风险不具相关性的报道，但考虑到研究的样本量、观察时间等试验设计因素，综合考虑得出不完全型肠上皮化生与胃癌发生风险相关的结论。之后还陆续有不完全性肠上皮化生与胃癌发生风险有关的报告[36]。目前，完全型肠上皮化生和不完全型肠上皮化生的诊断是根据定点组织活检的组织病理学所见进行的，除了对组织活检的盲目性、抽样误差等引发的诊断精度下降的担忧外，还要考虑患者检查时间延长和侵入性检查引发的潜在出血等问题。

分析肠上皮化生的 NBI 放大内镜所见与亚型的关联性

考虑到能通过内镜图像对肠上皮化生亚型进行鉴别从而做出相应的诊断，本文对肠上皮化生的表面结构差异和肠上皮化生亚型之间的关系进行了研究。

研究对象为 2008 年 1—4 月间于本院实施的 40 例上消化道内镜检查患者。根据新悉尼系统法（Updated Sydney System），从距离胃角 4cm 的近端胃体小弯侧黏膜进行 NBI 放大内镜下观察，在发现肠上皮化生的情况下，将微细黏膜结构分成以下两种类型：

①胃小凹开口部位的黏膜呈圆形、椭圆形或线状，在内镜图像所占比例在 50% 以上的情况定义为管型（tubular type）（**图 1**）；②胃小凹开口部位的黏膜表面结构呈连续的脊状或凹槽状，在内镜图像所占比例在 50% 以上的情况定义为绒毛型（villous type）（**图 2**）。另外，对拍摄部位实施组织活检的病灶，除了进行 HE 染色之外，还包括阿尔金蓝高铁二胺（Alcian blue-high iron diamine, AB-HID）染色。根据 Filipe 分型[37, 38]，将肠上皮化生分为完全型（Ⅰ型）和不完全型（Ⅱ/Ⅲ型）两个亚型（**图 3, 4**）。除了组织评价困难的 3 个病例之外，对其余 37 例进行了分析。研究对象中 29 例为男性，年龄中位数为 68 岁。既往罹患早期胃癌的患者有 25 例，占总人数的 68%，为胃癌发生风险高的群体（**表 1**）。在之后

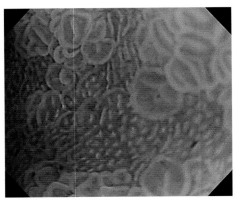

图1 NBI 放大内镜所见。图片中央的凹陷部分是被棕色间质包围着的圆形、椭圆形、线状的胃小凹腺体开口部位。相同区域发现了浅蓝色嵴状结构（light blue crest）。在周围一些略微隆起的部分，胃小凹上皮边缘的形态呈连续的脊状结构，为间质所包围。由于该病例中前一种结构的范围占优势，因此判定为管型。

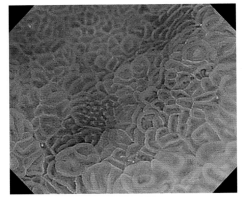

图2 NBI 放大内镜所见。基本是在整个图片的全部区域内，都发现了脊状结构的胃小凹腺体开口部位。脊状结构周围的上皮呈凹槽状、乳头状结构。胃小凹之间为散在分布呈蛇形蜿蜒的血管。在图片内的所有胃小凹上皮边缘确认了浅蓝色嵴状结构。该病例中除一小部分区域外，基本上全视野下都是凹槽状的黏膜，因此被判定为绒毛型。

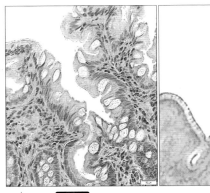

a | b **图3**

a 完全型肠上皮化生（I型，HE 染色）。黏膜隐窝内充满成熟的杯状细胞和吸收细胞。在胃小凹内部能清晰地看到刷状缘的形成。

b 刷状缘（brush border，HE 染色）。提高倍率后，在上皮表面确诊刷状缘结构的存在。

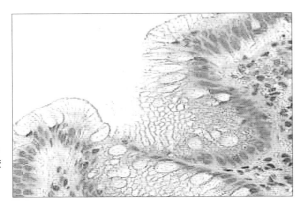

图4 不完全型肠上皮化生（II／III型，HE 染色）。胃小凹由向内扩展的杯状细胞形成，但结构有轻度的改变，可见到较多的各个分化阶段的圆形柱状上皮。未发现刷状缘的存在。

表1 患者背景

	管型(n=13)	绒毛型(n=24)	全部类型(n=37)
性别(男(%):女(%)	11(85%):2(15%)	18(75%):6(25%)	29(78%):8(22%)
年龄中位数(最小值−最大值)	72(58−80)岁	65(50−85)岁	68(50−85)岁
胃癌发生率(%)	10(77%)	15(63%)	25(68%)
幽门螺杆菌感染率(%)*	3 / 5(60%)	7 / 11(64%)	10 / 16(63%)
异时性多发胃癌(%)*	4(31%)	3(13%)	7(19%)

*：只提取可以检查的病例。

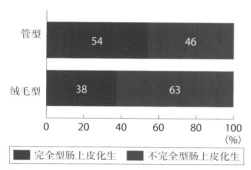

图5 从内镜所见进行完全型肠上皮化生和不完全型肠上皮化生分型的比例（%）。

的观察过程中，37 例中的 7 例（19%）确诊了多发性病变。

NBI 放大内镜所见上，管型有 13 例，绒毛型有 24 例。在完全 / 不完全型肠上皮化生的比例上，管型为 7 例（54%）/ 6 例（46%），绒毛型为 9 例（38%）/ 15 例（63%）（$P = 0.49$，图5）。

肠上皮化生的亚型一般是根据杯状细胞中发现的不同性质的粘蛋白来决定的。换言之，通过使完全型肠上皮化生中的氰胺和使不完全型肠上皮化生中的硫胺可见的阿尔金蓝高铁二胺双重染色来判定。不过，这些亚型在 HE 染色上也能进行区分。尤其在胃小凹的结构上，完全型肠上皮化生是由成熟的杯状细胞和吸收细胞组成的完全的直线型隐窝，而不完全型肠上皮化生的胃小凹是基底部可见蛇形逾曲的分支状隐窝。本研究分析了能否通过 NBI 放大内镜将胃小凹形态的差异用于病变类型的鉴别。但最后笔者未能对黏液性质进行区分。Dinis−Ribeiro 等[16]利用亚甲蓝色染

色放大内镜对这一现象进行了同样的研究，认为放大内镜无法区分肠上皮化生的亚型。由于肠皮化生中有不同形状的胃小凹以及腺管中含有混合存在的黏蛋白，有时放大内镜所见和病理组织学所见并不完全一致。期待今后能开发出将内镜所见和组织病理学所见进行更详细对比的方法。另外，肠上皮化生内镜诊断的终极临床意义是与组织病理学诊断进行对比，进行更合理的胃癌风险诊断分级。因此探讨肠上皮化生的内镜所见与实际胃癌发生风险之间的关系是其重要目的。

结语

肠上皮化生是胃癌发生的重要危险因素，对肠上皮化生及存在范围的准确诊断能有效地将胃癌风险进行分级。关于肠上皮化生的内镜诊断，近年来的报道显示，色素内镜以及图像增强使常规白光非放大内镜的诊断能力得到提高，考虑到当前放大内镜的普及程度，非放大内镜下胃癌发生风险分级的应用和普及对临床工作的意义较大。通过放大内镜观察胃黏膜肠上皮化生的意义在于，可以提高早期胃癌相关鉴别诊断能力和明确慢性胃炎的病变程度。

参考文献

[1] Uemura N, Okamoto S, Yamamoto S, et al. Helicobacter pylori infection and the development of gastric cancer. N Engl J Med 345:784−789, 2001

[2] Shiotani A, Iishi H, Uedo N, et al. Histologic and serum risk markers for noncardia early gastric cancer. Int J Cancer 115: 463−469, 2005

[3] Shichijo S, Hirata Y, Niikura R, et al. Histologic intestinal metaplasia and endoscopic atrophy are predictors of gastric

cancer development after Helicobacter pylori eradication. Gastrointest Endosc 84:618–624, 2016

[4] Dinis-Ribeiro M, Areia M, de Vries AC, et al. Management of precancerous conditions and lesions in the stomach(MAPS): Guideline from the European Society of Gastrointestinal Endoscopy(ESGE), European Helicobacter Study Group(EHSG), European Society of Pathology(ESP), and the Sociedade Portuguesa. Virchows Archiv 460:19–46, 2012

[5] Nagata N, Shimbo T, Akiyama J, et al. Predictability of gastric intestinal metaplasia by mottled patchy erythema seen on endoscopy. Gastroenterology Res 4:203–209, 2011

[6] Fukuta N, Ida K, Kato T, et al. Endoscopic diagnosis of gastric intestinal metaplasia: a prospective multicenter study. Dig Endosc 25:526–534, 2013

[7] 鈴木茂, 鈴木博孝, 高瀬靖広, 他. 腸上皮化生をめぐる諸問題 (II)腸上皮化生の内視鏡診断. 東女医大誌 45:565–572, 1975

[8] Song KH, Hwang JA, Kim SM, et al. Acetic acid chromoendoscopy for determining the extent of gastric intestinal metaplasia. Gastrointest Endosc 85:349–356, 2016

[9] Buxbaum JL, Hormozdi D, Dinis-Ribeiro M, et al. Narrow-band imaging versus white light versus mapping biopsy for gastric intestinal metaplasia: a prospective blinded trial. Gastrointest Endosc 86:857–865, 2017

[10] Uedo N, Ishihara R, Iishi H, et al. A new method of diagnosing gastric intestinal metaplasia: narrow-band imaging with magnifying endoscopy. Endoscopy 38:819–824, 2006

[11] Pimentel-Nunes P, Dinis-Ribeiro M, Soares JB, et al. A multicenter validation of an endoscopic classification with narrow band imaging for gastric precancerous and cancerous lesions. Endoscopy 44:236–246, 2012

[12] Pimentel-Nunes P, Libanio D, Lage J, et al. A multicenter prospective study of the real-time use of narrow-band imaging in the diagnosis of premalignant gastric conditions and lesions. Endoscopy 48:723–730, 2016

[13] Ang TL, Pittayanon R, Lau JY, et al. A multicenter randomized comparison between high-definition white light endoscopy and narrow band imaging for detection of gastric lesions. Eur J Gastroenterol Hepatol 27:1473–1478, 2015

[14] Inoue T, Uedo N, Ishihara R, et al. Autofluorescence imaging videoendoscopy in the diagnosis of chronic atrophic fundal gastritis. J Gastroenterol 45:45–51, 2010

[15] 小野尚子, 加藤元嗣. Linked Color Imaging(LCI)による腸上皮化生の内視鏡診断. Gastroenterol Endosc 59:465–474, 2017

[16] Dinis-Ribeiro M, da Costa-Pereira A, Lopes C, et al. Magnification chromoendoscopy for the diagnosis of gastric intestinal metaplasia and dysplasia. Gastrointest Endosc 57:498–504, 2003

[17] Areia M, Amaro P, Dinis-Ribeiro M, et al. External validation of a classification for methylene blue magnification chromoendoscopy in premalignant gastric lesions. Gastrointest Endosc 67:1011–1018, 2008

[18] Yao K, Iwashita A, Nambu M, et al. Nature of white opaque substance in gastric epithelial neoplasia as visualized by magnifying endoscopy with narrow-band imaging. Dig Endosc 24:419–425, 2012

[19] Matsushita M, Mori S, Uchida K, et al. "White opaque substance" and "light blue crest" within gastric flat tumors or intestinal metaplasia: same or different signs? Gastrointest Endosc 70:402, 2009

[20] Kanemitsu T, Yao K, Nagahama T, et al. Extending magnifying NBI diagnosis of intestinal metaplasia in the stomach: the white opaque substance marker. Endoscopy 49:529–535, 2017

[21] An JK, Song GA, Kim GH, et al. Marginal turbid band and light blue crest, signs observed in magnifying narrow-band imaging endoscopy, are indicative of gastric intestinal metaplasia. BMC Gastroenterology 12:169, 2012

[22] Tahara T, Shibata T, Nakamura M, et al. Gastric mucosal pattern by using magnifying narrow-band imaging endoscopy clearly distinguishes histological and serological severity of chronic gastritis. Gastrointest Endosc 70:246–253, 2009

[23] Okubo M, Tahara T, Shibata T, et al. Light blue crest and ridge/villous patterns in the uninvolved gastric antrum by magnifying NBI endoscopy correlate with serum pepsinogen and gastric cancer occurrence. Hepatogastroenterology 61:525–528, 2014

[24] Saka A, Yagi K, Nimura S. OLGA- and OLGIM-based staging of gastritis using narrowband imaging magnifying endoscopy. Dig Endosc 27:735–742, 2015

[25] Kanzaki H, Uedo N, Ishihara R, et al. Comprehensive investigation of areae gastricae pattern in gastric corpus using magnifying narrow band imaging endoscopy in patients with chronic atrophic fundic Gastritis. Helicobacter 17:224–231, 2012

[26] Yamasaki Y, Uedo N, Kanzaki H, et al. Investigation of mucosal pattern of gastric antrum using magnifying narrow-band imaging in patients with chronic atrophic fundic gastritis. Ann Gastroenterol 30:302–308, 2017

[27] So J, Rajnakova A, Chan YH, et al. Endoscopic tri-modal imaging improves detection of gastric intestinal metaplasia among a high-risk patient population in Singapore. Dig Dis Sci 58:3566–3575, 2013

[28] Dinis-Ribeiro M, Kuipers EJ. Identification of gastric atrophic changes, from histopathology to endoscopy. Endoscopy 47:533–537, 2015

[29] Yoshimizu S, Yamamoto Y, Horiuchi Y, et al. Diagnostic performance of routine esophagogastroduodenoscopy using magnifying endoscope with narrow-band imaging for gastric cancer. Dig Endosc 30:71–78, 2018

[30] Zhang Q, Wang F, Chen ZY, et al. Comparison of the diagnostic efficacy of white light endoscopy and magnifying endoscopy with narrow band imaging for early gastric cancer: a meta-analysis. Gastric Cancer 19:543–552, 2016

[31] Dohi O, Yagi N, Majima A, et al. Diagnostic ability of magnifying endoscopy with blue laser imaging for early gastric cancer: a prospective study. Gastric Cancer 20:297–303, 2017

[32] Ezoe Y, Muto M, Uedo N, et al. Magnifying narrow band imaging is more accurate than conventional white-light imaging in diagnosis of gastric mucosal cancer. Gastroenterology 141:2017–2025, 2011

[33] Filipe MI, Munoz N, Matko I, et al. Intestinal metaplasia types and the risk of gastric cancer: a cohort study in Slovenia. Int J Cancer 57:324–329, 1994

[34] González CA, Sanz-Anquela JM, Gisbert JP, et al. Utility of subtyping intestinal metaplasia as marker of gastric cancer risk. A review of evidence. Int J Cancer 133:1023–1032, 2013

[35] Correa P, Piazuelo M, Wilson KT. Pathology of gastric intestinal metaplasia: clinical implications. Am J Gastroenterol 105:493–498, 2010

[36] González CA, Sanz-Anquela JM, Companioni O, et al. Incomplete type of intestinal metaplasia has the highest risk to progress to gastric cancer results of the Spanish follow up multicenter study. J Gastroenterol Hepatol 31:953–958, 2016

[37] Jass JR, Filipe MI. The mucin profiles of normal gastric mucosa, intestinal metaplasia and its variants and gastric carcinoma. Histochem J 13:931–939, 1981

[38] Filipe MI, Potet F, Bogomoletz WV, et al. Incomplete sulphomucin–secreting intestinal metaplasia for gastric cancer. Preliminary data from a prospective study from three centres. Gut 26:1319–1326, 1985

Summary

Magnifying Endoscopic Diagnosis for Gastric Intestinal Metaplasia

Masayasu Ohmori[1], Noriya Uedo,
Hiromitsu Kanzaki[2], Taro Iwatsubo[1],
Hiroko Nakahira, Noriko Matsuura,
Satoki Shichijo, Akira Maekawa,
Takashi Kanesaka, Sachico Yamamoto,
Yoji Takeuchi, Koji Higashino,
Ryu Ishihara, Yasuhiko Tomita[3]

The diagnosis of gastric intestinal metaplasia is essential to consider the surveillance interval of gastroscopy depending on the risk of gastric cancer.

Regarding the diagnosis of intestinal metaplasia, several useful findings with magnifying endoscopy have been reported. In addition, high–resolution endoscopic imaging has enhanced the diagnostic ability of non–magnifying endoscopy.

Regarding intestinal metaplasia, research has revealed that incomplete intestinal metaplasia poses a higher risk of gastric cancer occurrence than complete intestinal metaplasia.

放大内镜对早期胃癌诊断的影响

——胃放大内镜能否成为内镜筛查过程中的光学活检

八尾 建史[1]

岩下 明德[2]

摘要●背景和目的：关于胃放大内镜对早期胃癌诊断的有效性的报告很多。然而，目前还不清楚这种检查形式对实际临床工作（临床实践 clinical practice）产生多大程度的影响。因此，本研究旨在分析诊断小或平坦型胃癌的常规检查中，应用放大内镜是否减少了为诊断胃癌而实施的组织活检数量。方法：以同一名内镜医师连续接诊的上消化道放大内镜筛查患者为研究对象，分析"诊断 1 例早期胃癌所需的组织活检例数"。结果：收集 806 例接受上消化道放大内镜筛查患者的数据，分析平均确诊 1 例早期胃癌所需的组织活检例数为 3.8 例（活检例数：34 例 / 早期胃癌例数：9 例）。讨论：在普通的胃癌内镜筛查过程中，发现 1 处早期胃癌病变而实施组织活检的数量至少是 34.1 个，与这一数字相比，对于早期胃癌的诊断，放大内镜筛查减少了实施组织活检的次数，提示放大内镜从早期胃癌活检量这一点上正在改变临床实践。结论：胃放大内镜作为一种非侵袭性且有效的诊断方法在减少诊断早期胃癌所需活检量这一点上直接改变了临床实践。

关键词　放大内镜　窄带成像技术　早期胃癌　内镜筛查　光学活检

[1] 福冈大学筑紫医院内镜科　邮编818–8502筑紫野市俗明院1丁目1–1
　　E–mail：yao@fukuoka–u.ac.jp
[2] 福冈大学筑紫医院病理科

背景和目的

　　笔者等[1, 2]自 2000 年开始，在世界上首次对早期胃癌的特征性放大内镜所见进行报道，并将通过胃放大内镜检查对早期胃癌进行直接诊断的方法应用于临床，至今已有近二十年时间。此期间内，在早期胃癌的定性诊断中，胃癌放大内镜检查具有很高的诊断能力，已经通过多个临床试验的结果得到了验证[3–5]。然而，如果内镜医师真正拥有了较高的相应诊断技能，必将对其日常的临床实践工作产生影响。换言之，如果"胃放大内镜检查可以代替组织活检，成为光学活检（optical biopsy）"，那么临床医师实际上可以省略组织活检，而仅通过放大内镜所见就能做出定性的诊断。只有证明这一点，才能对放大内镜检查是否改变了日常诊疗实践的疑问做出解答。笔者多次参加相关临床试验，报告了放大内镜具有高诊断能力，并提出了将胃放大内镜作为光学活检应用的策略（方案）（**图 1**），但实际上，该方法对笔者个人的临床实践工作产生多大影响尚不清楚。因此，笔者对本人连续实施的胃放大内镜检查的病例，进行了"诊断 1 例早期胃癌病变所需活检例数"的分析，对自身使用胃放大内镜进行定性诊断的实际情况进行了回顾性研究。

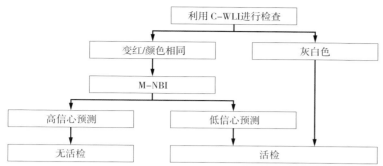

图1 该图是通过放大内镜检查进行早期胃癌诊断的策略（方案）。首先，通过普通内镜观察（白光）发现可疑的早期胃癌病变。对于颜色变淡的表面平坦型、表面凹陷型病变，进行组织活检并诊断。对于除此之外的其他类型的病变，进行放大内镜下观察，如医师对诊断持低信心预测，则继续进行组织活检。如对 M-NBI 诊断持高信心预测，可以直接通过放大内镜所见进行定性诊断，即光学活检。

材料与方法

收集 2012 年 1 月至 2016 年 12 月的 5 年间，于常规门诊就诊的（伊原春日诊所）、经同一名内镜医师（笔者）连续实施的、通过上消化道放大内镜进行常规内镜筛查的患者的相关资料，研究"诊断 1 例早期胃癌病变所需的活检例数"，并对相应的诊断方法进行如下分析。

1. 主要评价指标

（1）回顾全部连续病例的检查记录，排除以评估幽门螺杆菌胃炎为目的、进行胃癌诊断为目的的活检，收集以早期胃癌和非癌症鉴别诊断为目的的组织活检的数量。

（2）其中，进一步去除了放大内镜检查报告为交界性病变的病例。即是说，将白光下非放大观察过程中，发现颜色变淡的表面平坦型、表面凹陷型病变[5]和纯胃底腺型[6]而直接进行组织活检的病例从研究对象中排除。

（3）定性诊断的金标准是进行了组织病理学诊断，对切除病变则采用切除标本的组织病理学所见作为最终诊断。统计在普通内镜筛查中新发的、在组织病理学上确诊的早期胃癌和非癌症的病例数。

（4）对于结果的评价，是将条件（2）限制后的活检例数除以条件（3）中新发现的早期胃癌例数，作为"诊断 1 例早期胃癌病变所需的组织活检例数"。

2. 放大内镜诊断的信心预测的分类

将放大内镜诊断的信心预测做如下定义，并将内镜下发现的病变，根据医师的信心程度提前分为早期胃癌和非癌症，进行胃癌和非癌症病例数量的统计，并列举了相应的典型性病例。

- 高信心预测诊断：未采取组织活检，只通过放大内镜所见直接进行诊断。
- 低信心预测诊断：继放大内镜检查之后，又进行了组织活检来进一步明确诊断。

即本研究对不进行活检、只通过放大内镜检查所见进行治疗方针决策的诊断为"高信心预测诊断"；仅凭放大内镜诊断还不够充分、并进一步采取了组织活检（也就是为了保险起见进行了组织活检）而进行的最终诊断定义为"低信心预测诊断"。

3. 上消化道内镜检查方法

内镜系统方面，2012 年 1 月至 11 月使用 EVIS LUCERA SPECTRUM 系统（奥林巴斯制造），2012 年 12 月至 2016 年 12 月使用 EVIS LUCERA ELITE 系统（奥林巴斯制造）。对于上消化内镜方面，从 2012 年 1 月至 2014 年 11 月期间采用 GIF-Q240Z（奥林巴斯制造），2014 年 12 月至 2016 年 12 月采用 GIF-Q240Z 和 GIF-H290Z（奥林巴斯制造）。检查方法与既往报道一致[7]，首先在白光非放大内镜下观察，发现病变之后，改为放大内镜继续观察直至最高放大倍率，检查前安装放大观察专用的黑色软罩（MAJ-1989，奥林巴斯公司制造），对全部患者均采用相同的检查方法进行内镜下观察。

结果

1. 诊断1例胃癌病变所需的活检个数

在统计分析活检例数期间，共收集806例因接受上消化道内镜筛查而行放大内镜下观察的患者。男女比例为364∶442，平均年龄68.5岁（标准差13.7）。未发现因接受内镜检查而引发的严重不良反应。

以早期胃癌和非癌症鉴别诊断为目的而进行组织活检的例数（患者人数）为72例（71人）。其中，通过普通内镜观察（白光），从颜色变浅的表面平坦型、表面凹陷型病变中实施组织活检的例数（患者人数）为37例（36人）。通过普通观察（白光），怀疑为单纯胃底腺型胃癌而进行组织活检的例数（患者人数）为1例（1人）。另外，在因颜色变浅的表面凹陷型所见被除外的同一患者身上，其病理学诊断还发现了1处黏膜相关淋巴组织（mucosa-associated lymphoid tissue，MALT）淋巴瘤和1处未分化型癌。另有慢性胃炎患者35例（35人）。

除上述患者外，最终进行组织活检的病例数（患者人数）为34例（34人）。在研究期间发现的病变中，组织病理学诊断的胃癌和非癌症病例的数量（患者人数）分别为9例（9人）和25例（25人）。

因此，利用上消化道放大内镜对806例患者实施常规内镜筛查，为了确诊1例早期胃癌病变而实施的组织活检数量的平均值为3.8例（活检例数：34例／早期胃癌患者例数：9例）。

因对病变持低信心预测而行组织活检的34个病变中，早期胃癌有3例，非癌症有31例。因对病变持高信心预测，未实施组织活检而直接诊断为胃癌的患者为6例。

也就是说，在放大内镜诊断早期胃癌的过程中，对镜下所见诊断为癌的病变持高信心预测，

因而不实施组织活检直接诊断为癌的患者有6例；而对内镜下所见诊断为癌持低信心预测，通过进一步活检被诊断为癌症的病变有3例。换言之，在早期胃癌的9例病变中有6例（67%），不进行活检而仅通过放大内镜所见被诊断为癌。因放大内镜所见持高信心预测被诊断为早期胃癌的6例患者，全部于当时在本院实施了内镜下病变切除术，切除标本送组织病理学检查，全部确诊为癌。

同时，对于以高信心预测被诊断非癌症的病变而未进行组织活检的患者，没有记录确切的例数。

此外，在本研究期间未发现明显的不良反应。

2. 典型性病例的介绍

1）对放大内镜所见诊断为非癌症持低信心预测，从而进行了组织活检，在组织病理学上也被诊断为非癌症的病例。

[病例1]

（1）胃体上部小弯侧前壁的颜色变浅的息肉（图2）。

（2）胃体中部小弯侧后壁的不规则发红凹陷（图3）。

（3）胃窦部小弯侧的消化性溃疡（图4）。

2）放大内镜所见诊断为非癌症并持低信心预测，进行了组织活检，在组织病理学上诊断为癌症的病例。

[病例2] 胃窦部小弯侧的黏膜发红（图5）。

3）放大内镜所见诊断为癌并持低信心预测，进行了组织活检，在组织病理学上也诊断为癌症的病例。

[病例3] 胃窦部前壁的小的隆起性病变（图6）。

4）放大内镜所见诊断为癌症并持高信心预测，未进行组织活检，当时直接于本院行内镜下切除，切除标本最终诊断为癌的病例。

[病例4] 胃窦部前壁半球形隆起性病变（图7）。

[病例5] 胃体上部小弯侧后壁黏膜发红（图8）。

[病例6] 胃底部后壁的胃底腺黏膜型胃癌（图9）。

讨论

本研究显示，在笔者5年间连续实施的放大

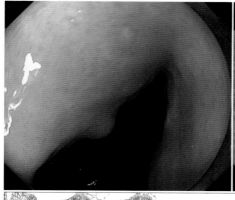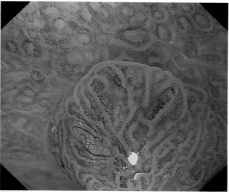

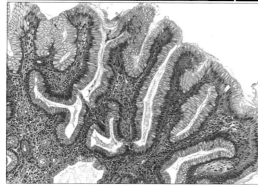

图2 [病例 1] (1) 放大内镜诊断：非癌症，低信心预测，活检组织病理学诊断：非癌症，过度增生性息肉。

a 普通内镜观察（白光）。在胃体上部小弯侧前壁的侧面，发现有颜色变浅的息肉。

b NBI 联合放大内镜观察。VS 分类（VS classification）：规则 MV（微血管 microvascular）类型及规则 MS（微表面 microsurface）类型伴 DL 病灶分界线（demarcation line）。放大内镜下观察考虑为非癌症性病变，但由于在普通内镜观察中存在颜色变淡，放大内镜所见与典型的过度增生性息肉存在差异，因不能完全除外胃型上皮性肿瘤而实施了组织活检。

c 活检标本组织病理学所见。包括过度增生的胃小凹上皮及过度增生性息肉。间质不像通常的结缔性息肉那样广泛，血管密度也不高。

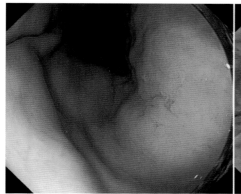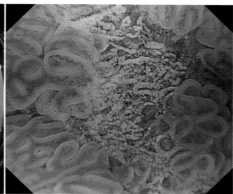

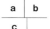

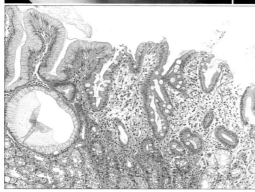

图3 [病例 1] (2) 放大内镜诊断：非癌症，低信心预测，活检组织病理学诊断：非癌症，凹陷型肠上皮化生。

a 普通内镜观察（白光）。在胃体中央部小弯侧后壁的位置上，发现了发红的不规则性病变。

b NBI 联合放大内镜观察。VS 分类：MV 缺失类型及规则 MS 类型伴有 DL 病灶分界线。从放大内镜所见考虑病灶为非癌症，但由于发现了大小不一的斑点状白色不透明物质（white opaque substance, WOS），不能完全除外肿瘤，因此进行了组织活检。

c 活检标本的组织病理学所见。伴有轻度慢性炎症的肠上皮化生黏膜。

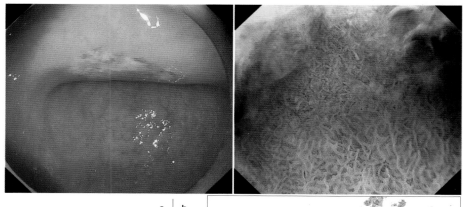

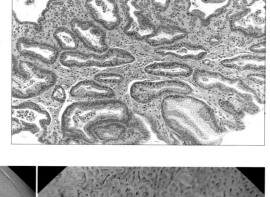

a b
c

图4 ［病例1］(3) 放大内镜诊断：非癌症，低信心预测，活检组织病理学诊断：非癌症，幼稚的腺上皮。

a 普通内镜下观察（白光）。发现胃窦部小弯侧部分不规则溃疡。

b NBI联合放大内镜观察。VS分类：规则MV类型及规则MS类型不伴DL病灶分界线。检查后重新观察内镜图像判断无DL病灶分界线存在，MV和MS均规则，但检查时判断为存在DL病灶分界线，病灶内部的MV和MS的信心预测也低，因此进行了组织活检。

c 活检标本病理组织学所见。可见幼稚的腺上皮。

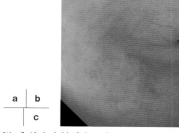

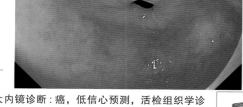

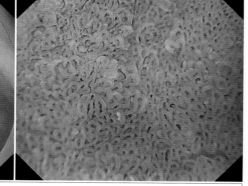

a b
c

图5 ［病例2］放大内镜诊断：癌，低信心预测，活检组织学诊断：癌，切除标本组织病理学诊断：超高分化～高分化腺癌0–Ⅱc，深度达T1a。

a 普通内镜观察（白光）。胃窦部小弯侧边界模糊的黏膜发红区域。

b NBI联合放大内镜观察。VS分类：规则MV类型及规则MS类型伴有DL病灶分界线。尽管该图片中未包含，但该病灶有明显的DL分界线，病灶内部由圆形及类圆形的胃小凹上皮及围绕其边缘呈开放状的环形微血管组成，MV及MS的形状均一，呈对称性分布，排列规则。但是，考虑到此种表现的病变在一定范围内不能完全除外肿瘤，因此实施了组织活检。活检的组织病理学诊断为腺癌，于本院实施ESD切除治疗。

c ESD切除标本的组织病理学所见。腺癌，黏膜表面的间质呈狭小均一的乳头状结构。

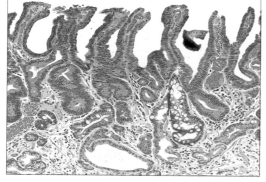

36

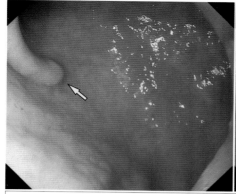
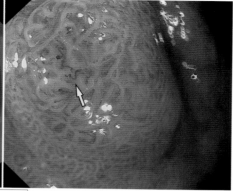

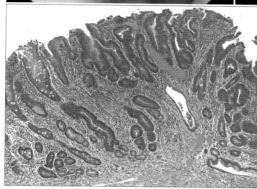

图6 [病例3]放大内镜诊断：癌，低信心预测，活检组织学诊断：异型上皮，切除标本组织病理学诊断：超高分化～高分化腺癌0-Ⅱa，深度达 T1a。

a 普通内镜观察（白光）。胃窦部前壁轻微隆起性微小病变（黄色箭头所示）。

b NBI 联合放大内镜观察。VS 分类：不规则 MV 类型及不规则 MS 类型伴 DL 病灶分界线。内镜下确认了界限清晰的 DL 病灶分界线，内部各小血管形态是略不规整的开放性环形血管，形状大小不均一，分布不对称，排列不规则。个别的胃小凹上皮边缘的形态呈弧状，形状不均匀，分布不对称，排列为不规则。由于病灶与典型的 VS 分类不一致（黄色箭头所示），不规则性不显著，因而对诊断持低信心预测，遂进行了组织活检。由于活检组织病理学诊断为异型上皮，未能给出进一步确切的诊断，因此于本院实施了 ESD 切除。

c ESD 切除标本组织病理学所见。诊断为超高分化～高分化腺癌。

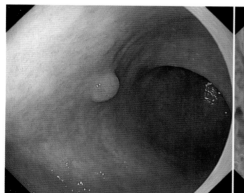
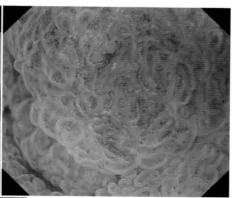

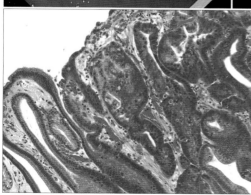

图7 [病例4]放大内镜诊断：癌，高信心预测，活检组织学诊断：无，切除标本组织病理学诊断：超高分化～高分化腺癌0-Ⅰ，深达度 T1a。

a 常规内镜观察（白光）。在胃窦前壁发现了小的半球形隆起性病变。黏膜表面光滑伴明显的发红。

b NBI 联合放大内镜观察。VS 分类：不规则 MV 类型及不规则 MS 类型伴 DL 病灶分界线。与隆起性病变伴 DL 病灶分界线的表现一致，其内部各微血管形态不均匀，分布不对称，排列不规则。个别胃小凹上皮边缘的形态明显不均一，呈不规则的弧形、多边形、类圆形等多形态表现，分布不对称，排列不规则。同时伴有细小的 WOS，表现为典型的癌症内镜下特征。鉴于上述内镜下所见，持高信心预测诊断为癌。由于患者正在服用抗血栓药，未实施组织活检而于本院直接行 ESD 切除。

c ESD 切除标本组织病理学所见。诊断为超高分化～高分化腺癌。

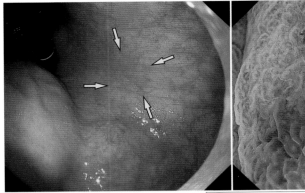

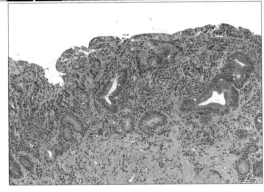

a	b
c	

图8 [病例 5] 放大内镜诊断：癌，高信心预测，活检组织学诊断：无，切除标本组织病理学诊断：高分化腺癌 0-Ⅱc，深度达 T1a。

a 普通内镜观察（白光）。在胃体上部小弯侧后壁上，与内镜下血管图像中断一致的部位，发现了红色的黏膜病变（黄色箭头所示）。

b NBI 联合放大内镜观察。VS 分类：不规则 MV 类型及不规则 MS 类型伴 DL 病灶分界线。确认了黏膜发红部位明显的 DL 病灶分界线。内部各微血管形态呈不匀称的封闭性环状，形状大小不均匀，呈显著地不对称性分布、不规则排列。个别的胃小凹上皮边缘的形态呈不完整的弧形，形状不均匀，呈明显的不对称性分布及不规则排列。邻近病灶分界线的病变组织呈白色球形外观（white globe appearance，WGA；黄色箭头所示）。内镜下持高信心预测诊断为癌，详细交代病期后于本院行进一步检查。行组织活检，诊断为高分化腺癌可疑。

c ESD 切除标本组织病理学所见。确诊为高分化腺癌。

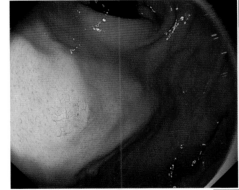 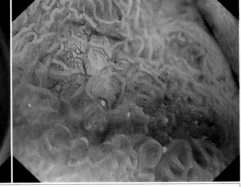

a	b
c	

图9 [病例 6] 放大内镜诊断：癌，高信心预测，活检组织诊断：无，切除标本组织病理学诊断：胃底腺黏膜型胃癌，深度达 T1a。

a 普通内镜观察（白光）。胃底后壁黏膜表面可见扩张的微血管伴上皮下隆起性病变。周围黏膜为未见萎缩性改变的胃底腺黏膜。内镜下所见符合胃底腺型胃癌的诊断。

b NBI 联合放大内镜观察。VS 分类：不规则 MV 类型及不规则 MS 类型伴 DL 病灶分界线。继续行放大内镜下观察后，明确了 DL 病灶分界线的存在，内部个别的微血管的形态呈不规则环状，形状大小不均一、分布不对称、排列不规则。个别的胃小凹上皮边缘的形态为不完整的弧形，形状大小显著不均匀，呈不对称性分布及不规则排列。上述内镜下所见，并不是纯粹的胃底腺型胃癌，因而诊断为胃底黏膜型胃癌，我院详细交代病情后未进行组织活检，在详细检查后行 ESD 切除。

c ESD 切除标本组织病理学所见。黏膜表层可见类似于胃小凹上皮的癌上皮的存在，其深层可见与胃底腺类似的腺癌组织。符合胃底腺黏膜型胃癌的表现。

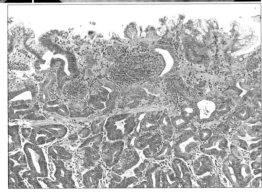

内镜常规筛查过程中，平均每进行 3.8 例组织活检能确诊 1 例早期胃癌患者。

因此，本研究对胃放大内镜检查对临床实践的影响这一问题做出了解答，通过内镜检查所见及其与组织病理学诊断的对比，显著减少了为确诊早期胃癌而采取组织活检的患者例数。不过本研究仍存在局限性，仅是回顾性研究，而非随机对照研究。

为了参考使用普通内镜进行胃癌筛查情况下诊断 1 例早期胃癌病变所需活检例数的相关资料，笔者幸运地借鉴到了福冈市胃癌内镜筛查的数据（私人交流）。据其对 2012-2014 年间的调查数据进行统计分析，总计有 64 412 人接受了普通内镜筛查，第一次检查即发现的早期胃癌患者为 129 例，为了除外胃癌而接受活检的患者为 4405 人。早期胃癌的发现率为 0.20%。因此，平均每 34.1 人接受组织活检后，能确诊 1 例早期胃癌患者。该数据虽为人数，但由于每名患者至少接受了一个部位的组织活检，因此至少平均有 34.1 例活检。虽然不能将笔者的数据与之进行直接比较，但与普通内镜的诊断相比，笔者的数据提示将放大内镜用于上述病例后，在内镜筛查过程中有显著减少为诊断早期胃癌而采取组织活检例数的可能。

笔者等 [5] 既往已进行了多中心的临床试验，对内镜筛查过程中 VS 分类系统的使用进行了报道，分析了 NBI 联合放大内镜检查的实用性和局限性。共有来自 7 个研究中心的 20 名内镜医师参加了这一临床试验，研究对象共计 1094 例患者，利用 NBI 联合放大内镜对患者进行了筛查，共确诊早期胃癌病变 20 例、非癌症病变 351 例。在该研究中，通过使用 NBI 联合放大内镜筛查，诊断 1 例早期胃癌患者所需的平均活检例数为 9.4 例。将该研究 9.4 例的平均值与福冈市胃癌内镜诊断数据的 34.1 人进行比较，可以推测通过 NBI 联合放大内镜诊断癌症所需的组织活检例数比使用普通内镜进行筛查所需的例数要少。另外，尽管是回顾性研究，吉水等 [8] 最近对比了普通内镜筛查（非 M 组）与 NBI 联合放大内镜筛查（M 组）的组织活检率。具体包括，两组在癌症发现率方面虽

无明显差异，但 M 组的活检率（29%）显著低于非 M 组的活检率（41%）（$P < 0.001$）。即在诊断单一癌症病灶时使用 NBI 联合放大内镜，显著降低了实施组织活检的频率。

笔者 [1-5] 从 2000 年开始将胃放大内镜检查应用于早期胃癌的筛查诊断，并对其临床有效性进行了多篇报告。其中，由于在内镜筛查过程中实施活检次数的明显减少，感觉个人的临床实践也随之发生了变化。此次的研究结果将笔者"为诊断 1 例早期胃癌所需的活检例数"的感觉形成了客观化的指标。关键绩效指标（key performance indicator, KPI）这一名词，是国外学者为客观评价内镜检查质量而广泛采用的指标 [9]。在大肠内镜检查过程中，认为观察时间以及肿瘤检出率（adenoma detection rate, ADR）等是 KPI，已作为其精度管理的指标被广泛使用。同样，本研究分析的为诊断 1 例早期胃癌所需的活检例数也有可能成为胃癌内镜筛查过程中的精度管理指标（KPI）。

本研究发现，在被诊断的全部 9 例早期胃癌病变中，未进行组织活检而直接诊断为癌的病变为 6 例，通过组织活检而进一步明确诊断为癌的病变为 3 例。但一般情况下，在癌的诊断过程中不以减少活检例数为目的，而在非癌症诊断过程中以减少活检例数为具有临床意义。也就是说，在早期胃癌治疗方针的决策过程中，必须明确组织病理类型，当前的早期胃癌诊疗指南中，建议参照组织活检的组织病理学诊断而进行治疗 [10]。在本研究期间，不进行组织活检而直接诊断为癌症的病例，包括在笔者所在医院行组织活检以外的全部术前检查后，通过 ESD（endoscopic submucosal dissection）病灶切除行组织活检的患者。此外，对于正在口服抗血栓药物的患者，实施 ESD 还是进行组织活检要从患者获益和患者意愿出发。如果对患者获益和危害进行充分说明后得到患者同意，可以直接实施 ESD 切除。另外，本研究对于持高信心预测诊断为非癌症的病变没有进行组织活检，无法从既往的报告进行数据调查分析，笔者考虑此类未行活检的病变，对早期胃癌诊断 1

活检例数的减少也有一定贡献。这在实际的前瞻性临床试验中也得到了证实[5]。

最后，本研究证实了，通过胃放大内镜检查可以减少实际的组织活检例数，因此可以考虑作为光学活检进行应用，并直接影响了笔者的临床实践。

致谢

在本文写作过程中，向给本人提供珍贵参考数据的福冈市医师会消化道筛查诊断委员会的平川克哉医生和北川晋二医生致以深深的谢意！另外，想对允许我收集相关数据的思想·伊原春日诊所（福冈县春日市）的医疗法人伊原承富医生，以及花田慎一郎医生表示深深的感谢。最后，向协助数据收集与分析的 MVC 股份有限公司的於保健一郎先生、网络工程股份有限公司的宫野章先生表示感谢！

参考文献

[1] Yao K, Oishi T, Matsui T, et al. Novel magnified endoscopic findings of microvascular architecture in intramucosal gastric cancer. Gastrointest Endosc 56:279–284, 2002

[2] Yao K, Anagnostopoulos GK, Ragunath K. Magnifying endoscopy for diagnosing and delineating early gastric cancer. Endoscopy 41:462–467, 2009

[3] Yao K, Iwashita A, Tanabe H, et al. Novel zoom endoscopy technique for diagnosis of small flat gastric cancer：a prospective, blind study. Clin Gastroenterol Hepatol 5:869–878, 2007

[4] Ezoe Y, Muto M, Uedo N, et al. Magnifying narrow band imaging is more accurate than conventional white–light imaging in diagnosis of gastric mucosal cancer. Gastroenterology 141:2017–2025, 2011

[5] Yao K, Doyama H, Gotoda T, et al. Diagnostic performance and limitations of magnifying narrow–band imaging in screening endoscopy of early gastric cancer：a prospective multicenter feasibility study. Gastric Cancer 17:669–679, 2014

[6] 藤原昌子，八尾建史，今村健太郎，他. 胃底腺型胃癌と胃底腺黏膜型胃癌の通常内視鏡・NBI 併用拡大内視鏡所見. 胃と腸 50:1548–1558, 2015

[7] 八尾建史（著）. 動画で学ぶ胃拡大内視鏡テクニック. 日本メディカルセンター, pp 1–64, 2012

[8] Yoshimizu S, Yamamoto Y, Horiuchi Y, et al. Diagnostic performance of routine esophagogastroduodenoscopy using magnifying endoscope with narrow–band imaging for gastric cancer. Dig Endosc 30:71–78, 2018

[9] Veitch AM, Uedo N, Yao K, et al. Optimizing early upper gastrointestinal cancer detection at endoscopy. Nat Rev Gastroenterol Hepatol 12:660–667, 2015

[10] 小野裕之，八尾建史，藤城光弘，他. 胃癌に対するESD/EMRガイドライン. Gastroenterol Endosc 56:310–323, 2014

Summary

Magnifying Gastroscopy Changed Our Clinical Practice in Screening Endoscopy for Early Gastric Cancer as a Role of Optical Biopsy

Kenshi Yao[1], Akinori Iwashita[2]

Background and Aim：Although the high diagnostic performance of magnifying endoscopy for diagnosing EGC（early gastric cancer）has been extensively established, whether this modality has changed our clinical practice remains unclear. Thus, this study aims to investigate the number of biopsies performed for the endoscopic diagnosis of one EGC in the routine upper GI endoscopic examination using magnifying endoscopy.

Methods：We determined the number of biopsies/number of detected EGCs in consecutive endoscopic examinations performed by one experienced endoscopist using magnifying endoscopy.

Results：The number of biopsies（n=34）/number of detected EGCs（n=9）was 3.8.

Discussion：Mass screening endoscopy revealed that the number of biopsies/number of detected EGCs was 34.1（personal communication）. Comparing our outcome with data obtained by mass screening endoscopy, magnifying endoscopy seemingly contributes to decreasing the number of biopsies needed for detecting one cancer.

Conclusions：Magnifying gastroscopy could have changed our clinical practice because it can decrease the number of biopsies, that is, this modality can act as an optical biopsy.

[1] Department of Endoscopy, Fukuoka University Chikushi Hospital, Chikushino, Japan

[2] Department of Pathology, Fukuoka University Chikushi Hospital, Chikushino, Japan

放大内镜对早期胃癌诊断的影响

——筛查(选择性诊断):放大内镜在同时性或异时性多发胃癌诊断中的优点和缺点

森田 圭纪[1]

中野 佳子[2]

田中 心和

丰永 高史

梅垣 英次[1]

儿玉 裕三

摘要●以 2012 年 1 月至 2014 年 12 月期间实施 ESD 的 537 例早期胃癌患者的 684 个病变为研究对象,包括同时性胃癌 99 例(18.4%)的 128 个病变,异时性胃癌 92 例(17.1%)的 102 个病变。通过临床导入 NBI 放大观察的 VS 诊断分类系统,能以极高的诊断准确性筛查病变。对今后减少诊断准确性的偏差及日常教育和培训至关重要。

关键词　同时性胃癌　异时性胃癌　放大内镜　图像增强观察

[1] 神户大学医学部附属医院消化内科　〒650-0017神户市中央区楠町7丁目5-1
　　E-mail : ymorita@med.kobe-u.ac.jp
[2] 神户大学医学部附属医院光学医疗诊疗科

引言

近年来,随着内镜设备的发展,早期胃癌内镜诊断学也发生了巨大变化。尤其是通过高清可视 Hi-Vision 技术和窄带成像技术 NBI(narrow band imaging)为代表的光学数字图像增强观察技术提高了病变的可视性,进而通过放大观察技术详细评价胃黏膜表层的微小结构和血管结构。日本是世界上典型的胃癌大国,在日常诊疗中,遇到胃癌的机会多。胃癌与幽门螺杆菌 *H. pylori*(*Helicobacter pylori*)感染诱发的萎缩性胃炎密切相关,而同时性或异时性多发胃癌也屡见不鲜[1-7]。本文以胃癌高危患者为研究对象,详细阐述了导入放大内镜图像在萎缩性胃炎的监测中,对同时性/异时性胃癌的筛查的临床价值。

对象与方法

1. 研究对象

以 2012 年 1 月至 2014 年 12 月期间在笔者所在医院实施内镜下黏膜剥离术(endoscopic submucosal dissection, ESD)、可进行病理组织学评价的、连续的 537 例早期胃癌患者的 684 个病变为研究对象,回顾性地研究了同时性胃癌和异时性胃癌的内镜下表现。对于同时性胃癌,仅以在笔者所在医院实施术前放大内镜检查的患者为研究对象;对于异时性胃癌,同样以在笔者所在医院实施 ESD 后每年进行放大内镜检查,并随访 3 年以上的患者为研究对象,分析放大内镜的筛查效果。

2. 内镜设备和观察方法

在奥林巴斯公司制造的 GIF-Q240Z、GIF-H260Z、GIF-H290Z 型号内镜的前端安装放大观察用的软黑色罩,在白光下观察时使用 B 模式的

表1 M-NBI 相关可信度分级

1 级	M-NBI 可以诊断为非癌性病变
2 级	M-NBI 考虑非癌性、但为了明确诊断需要进行组织活检的病变
3 级	M-NBI 难以判定癌性或非癌性、为了明确诊断需要进行组织活检的病变
4 级	M-NBI 怀疑癌性、为了明确诊断需要进行组织活检的病变
5 级	M-NBI 可以诊断为癌性病变

M-NBI：窄带成像技术放大图像。

表2 同时性胃癌与异时性胃癌的临床特征

	同时性	异时性
胃黏膜萎缩（木村·竹本分级）		
C-1/C-2	2 例（2%）	2 例（2%）
C-3/O-1	20 例（20%）	14 例（15%）
O-2/O-3	76 例（77%）	73 例（80%）
不明（残胃）	1 例（1%）	3 例（3%）
肉眼分型		
0-Ⅰ	3 个病变（2%）	2 个病变（2%）
0-Ⅱa	75 个病变（59%）	55 个病变（54%）
0-Ⅱb	5 个病变（4%）	4 个病变（4%）
0-Ⅱc	45 个病变（35%）	41 个病变（40%）
组织分型		
分化型	124 个病变（97%）	99 个病变（97%）
未分化型	4 个病变（3%）	3 个病变（3%）
浸润深度		
T1a(M)	114 个病变（89%）	90 个病变（88%）
T1b1(SM1)	9 个病变（7%）	9 个病变（9%）
T1b2(SM2)	5 个病变（4%）	3 个病变（3%）

表3 NBI 放大观察下癌症诊断的可信度

	同时性	异时性
Grade 5	82 例（64%）	53 例（52%）
Grade 4	19 例（15%）	18 例（18%）
Grade 3	22 例（17%）	11 例（11%）
Grade 2	5 例（4%）	20 例（19%）
Grade 1	0 例	0 例

3 级或 5 级亮度，在 NBI 放大观察时使用 B 模式的 8 级亮度。

内镜检查从白光开始观察，发现疑似胃癌的病变时改为 NBI 观察，通过低倍率放大观察查明病变有无分界线（demarcation line, DL）。若发现 DL 则进一步提高放大倍率，观察有无不规则微血管结构图像〔irregular microvascular（MV）pattern〕和表面细小结构图像〔irregular microsurface（MS）pattern〕。基于八尾等[8, 9]提出的判定癌症与非癌症的血管及黏膜表面 VS 分类系统〔VS（vessels plus surface）classification system〕，将有明显的 DL、且同时鉴定为不规则 MV 图像或不规则 MS 图像的内镜所见诊断为癌。另外，诊断可信度详见**表1** 的 1~5 级。排除服用抗血栓药物的出血高危患者后，对其他发现病变的患者进行活检。

3. 内镜检查医师

笔者所在医院是一家大学附属医院，有来自不同领域的医师，其中包括专攻消化道癌 ESD 的专科医师，专攻炎性肠道疾病、肝脏疾病、胆胰疾病等的医师。同时，这里还是一家教育机构，现有多名在读的研究生。在本研究中，还包括具备一定图像增强观察和放大观察知识的非专业医师进行的内镜检查，因此放大倍率并不固定。

4. 评价项目

主要研究同时性胃癌和异时性胃癌的发生率、基础胃黏膜萎缩程度、肉眼分型、组织分型、浸润深度、放大内镜专业医师的比例、NBI 放大观察下癌症诊断的可信度。

结果

调查期间，确认同时性胃癌 99 例（18.4%）的 128 个病变，异时性胃癌 92 例（17.1%）的 102 个病变。另外，确认其中有 29 例（5.4%）同时患有同时性和异时性胃癌。基于木村 - 竹本分级[10]评价了基础黏膜萎缩程度，结果发现同时性胃癌中 C-1/C-2 2 例（2%）、C-3/O-1 20 例（20%）、O-2/O-3 76 例（77%）、残胃不明 1 例（1%），异时性胃癌中 C-1/C-2 同样为 2 例（2%）、C-3/O-1 14 例（15%）、O-2/O-3 73 例（80%）、残胃不明 3 例（3%）。另外，同时性和异时性胃癌中所占比例最多的肉眼分型是 0-Ⅱa 型、0-Ⅱc 型。所占比例最多的组织分型为分化型。浸润深度近九成为黏膜下层癌，3% 为 SM 深度浸润癌（**表2**）。非放大内镜专科医师与非专科医师的比例为 1:1.9。关于 NBI 放大观察下癌症诊断的可信度，异时性和同时性胃癌中共有 70% 以上的结果达到 4、5 级（**表3**），对于诊断为 2 级

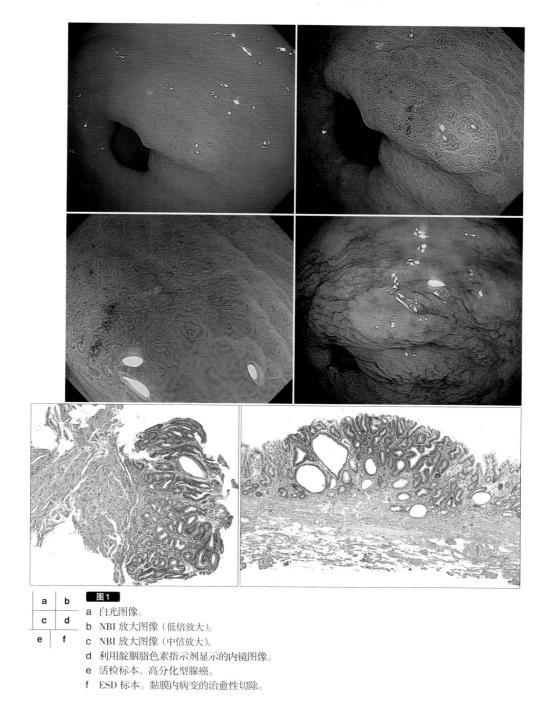

a	b
c	d
e	f

图1

a 白光图像。

b NBI 放大图像（低倍放大）。

c NBI 放大图像（中倍放大）。

d 利用靛胭脂色素指示剂显示的内镜图像。

e 活检标本。高分化型腺癌。

f ESD 标本。黏膜内病变的治愈性切除。

可信度的病例，非放大内镜专科医师检查时没有达到足够的放大率，并且倾向在白光下观察后进行诊断。

病例

[病例1，图1] 同时性多发病例。外院诊断的胃体下部的早期胃癌 0-Ⅱa 型，介绍到我院行 6 毫米 ESD 的患者。术前内镜检查发现幽门正上方小弯侧白光下观察呈现略微发红的微小病变伴周围界限的存在（图 1a）。改为 NBI 观察，发现了清晰的呈褐色的区域（图 1b）。之后由低倍放大转到中倍放大，从病变外侧向内部观察的过程中清

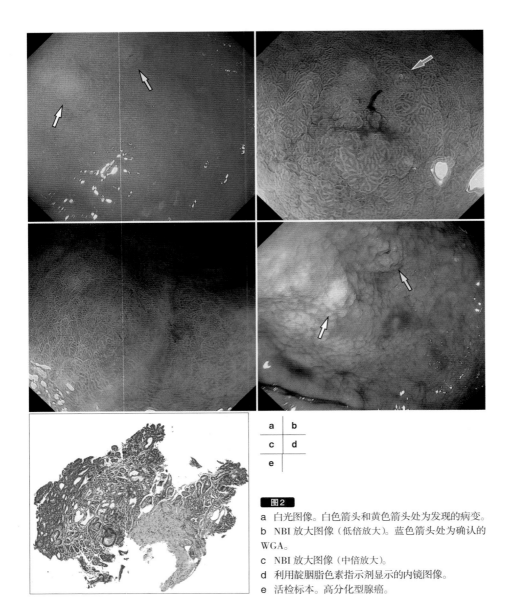

a	b
c	d
e	

图2
a 白光图像。白色箭头和黄色箭头处为发现的病变。
b NBI 放大图像（低倍放大）。蓝色箭头处为确认的
WGA。
c NBI 放大图像（中倍放大）。
d 利用靛胭脂色素指示剂显示的内镜图像。
e 活检标本。高分化型腺癌。

楚地确认了 DL，诊断为不规则 MS 图像和不规则
MV 图像（**图 1c**）。该病例诊断为 3mm 大的 0–Ⅱb
型胃癌，活检后行 ESD。为高分化型腺癌，属于
黏膜内的癌变（**图 1e，f**）。

[**病例 2，图 2**] 同时性多发病例。萎缩性胃
炎幽门螺杆菌除菌后的随访中，发现胃体下部前
壁黏膜有 2 个颜色减退的微小区域，与周围存在
界限（**图 2a**，黄色箭头和白色箭头）。相同部位低倍
放大到中倍放大观察下，确认有明显的 DL，诊断

了不规则 MS 图像和不规则 MV 图像（**图 2b，c**）。
黄色箭头所示的病变部位确认为 WGA（白色球形
外观 white globe appearance）[11]（**图 2b**）。黄色箭头
所示病变诊断为癌症 5 级，白色箭头为 4 级，白
色箭头病变活检后（**图 2e**）发现 2 处病灶一并行
ESD 切除。

5mm×4mm 和 3mm×2mm 的黏膜内病变分别
确诊为高分化到中分化程度的腺癌。

[**病例 3，图 3**] 异时性多发病例。3 年前曾

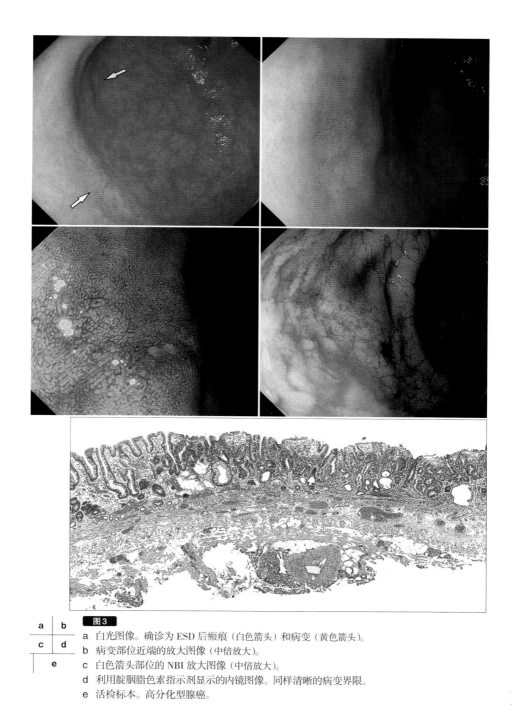

a	b
c	d
e

图3

a 白光图像。确诊为 ESD 后瘢痕（白色箭头）和病变（黄色箭头）。
b 病变部位近端的放大图像（中倍放大）。
c 白色箭头部位的 NBI 放大图像（中倍放大）。
d 利用靛胭脂色素指示剂显示的内镜图像。同样清晰的病变界限。
e 活检标本。高分化型腺癌。

因胃窦前壁早期癌于外院行 ESD。在幽门螺杆菌除菌后的随访观察中，发现 ESD 后瘢痕的远端有 10 毫米大不规则的略微发红的平坦隆起区域（图 3a）。通过 NBI 放大观察，确认了明显的 DL，并诊断了不规则 MS 图像和不规则 MV 图像（**图 3c**）。

诊断为胃癌 5 级，由于正在接受治疗房颤的两种药物联合的抗血栓治疗，不能进行活检，而直接行 ESD。对 10mm×4mm 的高分化腺癌进行了根治性切除。

讨论

众所周知，由于胃癌多发生于幽门螺杆菌感染后的萎缩性胃炎的基础之上，胃癌常是多发性的。从以往的内镜切除胃癌病例来看，同时性为4.8%~16.5%，异时性为2.0%~10.1%，相关报道中两者总计为10.4%~22.2%[1-7]。此外，萎缩性胃炎的进展也和胃癌的发生频率相关，研究表明，当胃黏膜萎缩程度加重时，胃癌的发生概率也会进一步增高[12]。其中，在白光观察中增加色素观察的现有检查方法中，胃癌内镜诊断的准确性并不令人满意，其阳性诊断率为52%，假阴性率则达32%[13]。另一方面，近年来内镜设备的技术进展迅速，现有的白光观察和靛胭脂色素结合使用的内镜观察诊断法，光数字图像增强观察和放大内镜观察的组合，新的诊断体系（VS分型标准classification system）的构建等，都特别有助于微小胃癌正确检出率的提高[14, 15]。此外，基于这种诊断体系，人们开始提倡一种称为MESDA-G的算法（放大内镜早期胃癌的简单诊断算法 magnifying endoscopy simple diagnostic algorithm for early gastric cancer）[16]。笔者所在医院是ESD高手术量的中心之一，患者多经外院推荐而来。以胃癌的ESD为目的前来就诊的患者，原则上由从事ESD的专科医师团队进行术前内镜检查，而对于患者术后的观察随访，多由非ESD专科团队的医师进行。本文的研究发现，针对伴有重度萎缩性胃炎、既往胃癌病史的高风险组进行研究，同时性、异时性胃癌合计有35%的高发现率。当前，胃癌筛查的第一步是白光观察的应用[17]，发现了疑似癌症的病变后，下一步是以NBI为代表的光数字增强图像观察，可以考虑作为色素对比内镜的替代方法。通过进一步放大观察，虽然可以得到更详细的信息，但关于NBI放大观察的可信度，迄今为止学者间的评判仍有很大差异。最近，一项多中心联合研究针对NBI放大观察e-learning对诊断率的有效性进行了报道[18]。该研究表明，为了努力提高诊断率[19]和对图像的解读水平，日常的教育和训练十分重要。然而，通过向临床介绍NBI放大观察法，可以显著提高诊断精度，并可以免去不必要的活检操作。

结语

通过放大内镜观察对胃癌进行诊断的方法得到普及后，常规临床工作将有望进入新的阶段。

参考文献

[1] 多田正弘, 檜垣真吾, 松元裕輔, 他. 長期経過例からみたstrip biopsyの問題点と対策(特に同時・異時性多発病変の検討). 胃と腸 28:1441-1451, 1993

[2] 冨松久信, 馬場保昌, 加来幸生, 他. 多発早期胃癌—内視鏡治療の立場から: 外科切除例多発早期胃癌も含めて. 胃と腸 29:667-681, 1994

[3] 梅垣英次, 竹内望, 田中雅也, 他. 治療面からみた早期胃癌の実態と問題点—同時・異時性多発早期胃癌. 胃と腸 36:1657-1663, 2001

[4] 横井千寿, 中島健, 後藤田卓志, 他. 胃癌EMR後の異時性多発を考える—臨床を中心に. 胃と腸 40:1602-1608, 2005

[5] 上堂文也, 飯石浩康, 竜田正晴, 他. 胃癌EMR後の効率的なサーベイランス方法. 胃と腸 40:1633-1638, 2005

[6] 藤崎順子, 高橋寛, 石山晃世志, 他. 胃癌EMR後の異時性多発癌—臨床病理学的検討. 胃と腸 40:1609-1621, 2005

[7] 三島利之, 濱本英剛, 三宅直人, 他. 多発胃癌の通常内視鏡診断—ESD施行例の検討. 胃と腸 46:46-59, 2011

[8] 八尾建史. 第9章 VS classification systemの提唱—NBI併用拡大内視鏡所見を解析する原則. 胃拡大内視鏡. 日本メディカルセンター, pp 89-90, 2009

[9] Yao K. Clinical Application of Magnifying Endoscopy with Narrow-Band Imaging in the Stomach. Clin Endosc 48:481-490, 2015

[10] Kimura K, Takemoto T. An endoscopic recognition of the atrophic border and its significance in chronic gastritis. Endoscopy 1:87-97, 1969

[11] Doyama H, Yoshida N, Tsuyama S, et al. The "white globe appearance" (WGA): a novel marker for a correct diagnosis of early gastric cancer by magnifying endoscopy with narrow-band imaging(M-NBI). Endosc Int Open 3: E120-124, 2015

[12] Masuyama H, Yoshitake N, Sasai T, et al. Relationship between the degree of endoscopic atrophy of the gastric mucosa and carcinogenic risk. Digestion 91:30-36, 2015

[13] 細川治, 清水昌毅, 海崎泰治, 他. 早期胃癌診断の現状. 胃と腸 44:455-464, 2009

[14] Ezoe Y, Muto M, Uedo N, et al. Magnifying narrow band imaging is more accurate than conventional white-light imaging in diagnosis of gastric mucosal cancer. Gastroenterology 141: 2017-2025, 2011

[15] Fujiwara S, Yao K, Nagahama T, et al. Can we accurately diagnose minute gastric cancers(≤5mm)? Chromoendoscopy(CE) vs magnifying endoscopy with narrow-band imaging(M-NBI). Gastric Cancer 18:590-596, 2015

[16] Muto M, Yao K, Kaise M, et al. Magnifying endoscopy simple

diagnostic algorithm for early gastric cancer(MESDA-G). Dig Endosc 28:379–393, 2016

[17] Gotoda T, Uedo N, Yoshinaga S, et al. Basic principles and practice of gastric cancer screening using high-definition white-light gastroscopy : Eyes can only see what the brain knows. Dig Endosc 28(Suppl):2–15, 2016

[18] Nakanishi H, Doyama H, Ishikawa H, et al. Evaluation of an e-learning system for diagnosis of gastric lesions using magnifying narrow-band imaging : a multicenter randomized controlled study. Endoscopy 49:957–967, 2017

[19] Uchita K, Yao K, Uedo N, et al. Highest power magnification with narrow-band imaging is useful for improving diagnostic performance for endoscopic delineation of early gastric cancers. BMC Gastroenterol 15:155, 2015

Summary

Usefulness and Problem of Magnifying Endoscopy with Narrow Band Imaging for the Detection of Synchronous and Metachronous Early Gastric Cancer

Yoshinori Morita[1], Yoshiko Nakano[2],
Shinwa Tanaka, Takashi Toyonaga,
Eiji Umegaki[1], Yuzo Kodama

We investigated 537 patients (684 lesions) with early gastric cancer resected using ESD from 2012 to 2014. There were 99 (18.4%) and 92 (17.1%) patients with synchronous and metachronous lesions, respectively. Employing the VS classification system to interpret the findings of magnifying narrow-band imaging endoscopy enabled the detection of early gastric cancer with high accuracy. In the future, regular education and training for its application will be crucial to reduce the variation in diagnostic accuracy.

[1] Department of Gastroenterology, Kobe University School of Medicine, Kobe, Japan
[2] Department of Endoscopy, Kobe University Hospital, Kobe, Japan

放大内镜对早期胃癌诊断的影响

——范围诊断

内多 训久[1]

高桥 拓

大家 力也

岩崎 丈紘

小岛 康司

川田 爱

冈崎 三千代

岩村 伸一

摘要●探讨了放大内镜和普通内镜（包括色素内镜）对早期胃癌病变范围的诊断能力。以 2014 年 4 月至 2018 年 3 月间，通过放大内镜观察行进一步检查后确诊为 ESD 适应证的 218 例病变为研究对象。常规内镜观察的全周病变确诊率为 65.1%，放大内镜联合窄带成像技术（ME-NBI）图镜观察为 98.6%。此外，常规内镜观察下 17% 的病变存在 1/2 周以上的界限不清，认为有进行术前组织活检的必要，以决定手术的切除范围。常规内镜观察对平坦型病变的确诊率较低，为 10.6%，而 ME-NBI 观察下的单纯型 0-Ⅰb 或复合型 0-Ⅱb 病变的确诊率都很高，为 97.0%。以上结果提示，在术前决定手术范围的诊断中 ME-NBI 是必须的。

关键词　放大内镜　窄带成像技术　胃癌

[1] 高知红十字医院消化内科　邮编780-8562高知市新本町2丁目13-51

E-mail：ucchy31@yahoo.co.jp

前言

常规内镜观察（包括色素内镜）下对胃癌病灶范围的诊断是依据病变周边胃黏膜的色调差异、组织的高低差异、靛胭脂染料的附着差异和胃小区外观结构等的不同进行的。但是对于组织学上没有高低差别的平坦型病变、与周边（背景）胃黏膜相近的低度异型性癌的进行病灶范围的诊断较为困难。2002 年由 Yao 等[1] 报道了胃癌的放大内镜所见，2006 年发表了窄带成像技术（narrow band imaging, NBI）联合放大内镜清晰地观察到了毛细血管和胃小凹上皮结构[2, 3]。之后逐渐根据放大内镜所见将胃癌诊断系统化[4-6]，在病灶性质诊断和范围评判的过程中，多数报道认为放大内镜与常规内镜相比具有优越性[7-9]。另外，浅蓝色嵴状结构（light blue crest, LBC）、白色不透明物质（white opaque substance, WOS），白色球形外观（white globe appearance, WGA）等特征性所见与胃组织的关系被发现后，放大内镜诊断与组织病理学诊断的关联程度得到了进一步提高[10-12]。常规内镜观察对病灶范围的诊断较为困难，而通过放大内镜观察可以确诊病灶范围，当前放大内镜在胃癌诊断过程中是已成为必须手段。笔者所在医院于 2006 年将放大内镜联合窄带成像技术（magnifying endoscopy with narrow band imaging, ME-NBI）引入胃癌的诊断，就其诊断价值与常规内镜比较后进行了报道，近年来更加切实地感受到其在胃癌诊断中的重要性和必要性。本文将对放大内镜和常规内镜对胃癌病灶范围的诊断能力进行比较，并对放大内镜诊断的病灶范围进行验证。

研究对象

选取 2016 年 4 月至 2018 年 3 月间，在本院消化内科实施内镜黏膜下剥离术（endoscopic

表1 研究对象的一般情况	
患者例数	218
性别（男：女）	169:49
平均年龄（区间）	73.5（48~94）岁
平均肿瘤直径（范围）	16.8（5~70）mm
发生部位	
U	48
M	72
L	98
肉眼分型	
0-Ⅰ	14
0-Ⅰ+Ⅱa	5
0-Ⅱa	71
0-Ⅱa+Ⅱb	14
0-Ⅱa+Ⅱc	7
0-Ⅱb	35
0-Ⅱb+Ⅱa	1
0-Ⅱb+Ⅱc	1
0-Ⅱc	54
0-Ⅱc+Ⅱb	15
0-Ⅲ+Ⅱc	1

表2 主要的肉眼形态	
肉眼形态	病变例数
隆起型（0-Ⅰ，0-Ⅰ+Ⅱa，0-Ⅱa，0-Ⅱa+Ⅱc）	97
平坦型（0-Ⅱb，0-Ⅱb+Ⅱa，0-Ⅱb+Ⅱc，0-Ⅱa+Ⅱb，0-Ⅱc+Ⅱb）	66
凹陷型（0-Ⅱc，0-Ⅲ+Ⅱc）	55

submucosal dissection，ESD）之前、以术前进一步检查为目的而连续实施常规色素内镜和放大内镜检查的218例早期分化型胃癌患者为研究对象（**表1**）。

方法

内镜检查在ESD施行前的2~3周进行，分别对常规内镜和ME-NBI能否诊断病变范围及边界判定进行评价。在ME-NBI也难以诊断病灶范围的情况下，为了决定手术范围，在病变外侧的部位进行组织活检，通过组织病理学对有无恶性肿瘤进行确认。实施ESD的当日，在术前的常规内镜观察中，能进行病灶边界诊断的部位已在常规内镜观察时进行了切除范围的标记，常规内镜不能诊断病灶范围的，在之后的ME-NBI检查中进行标记。在病灶的3~5mm以外的部位进行切

除范围的标记，标记结束后通过ME-NBI在最大倍率下对全周进行观察，再次确认了病灶边界的诊断是否正确。在研究病变范围时，通过ESD的切除标本进行绘图，与常规内镜图像、放大内镜图像对比，重新构建病变范围，回顾性的研究术前内镜检查中对病灶边界的判断是否正确。在全周内镜所见中发现明显边界的情况定义为边界清晰，将存在少量边界或未能发现病灶边界的情况定为边界模糊，将边界清晰且病变范围与重建图像一致的情况判断为正确诊断。此外，对常规内镜观察下境界不明达病灶1/2以上的边界不清的病变比例进行了分析。通过色素内镜对病灶的肉眼形态进行观察判断，主要的肉眼形态包括隆起型、平坦型和凹陷型（**表2**）。同时，将含有一部分平坦型病变的病例全部归入平坦型肉眼形态组中。

内镜使用GIF-H260Z（Olympus公司制造），内镜前端安装黑色软罩（block soft hood），常规内镜使用结构强调模式B、6档，ME-NBI使用模式B、8档。对全部患者，在初次内镜检查至少1周前的时间，开始使用使用质子泵抑制剂（proton pump inhibitor，PPI）或H$_2$阻滞剂（H$_2$ blocker）。检查顺序为先在白光非放大内镜下观察，靛胭脂色素喷洒，ME-NBI低倍放大观察，直至最高放大倍率下观察。常规内镜下通过对病变与背景胃黏膜色调差的观察来诊断病灶分界线；喷洒靛胭脂色素染料后，通过黏膜表面的凹凸状态、与周边胃黏膜的平面等级差，胃小区外观的差异进行病灶范围诊断；放大内镜观察下，通过放大内镜简单诊断早期胃癌的算法（magnifying endoscopy simple diagnostic algorithm

表3 病灶范围明确的患者比例

	范围明确	
	确诊	未确诊
常规内镜	65.1%（142）	5.0%（11）
ME-NBI	98.6%（215）	

表4 病灶范围不明的患者比例

	范围不明	
	1/2周以下	1/2周以上
常规内镜	12.8%（28）	17.0%（37）
ME-NBI	0.9%（2）	0.5%（1）

表5 常规内镜下肉眼形态的病灶范围诊断结果

	范围明确		范围不明		合计
	确诊	未确诊	1/2周以下	1/2周以上	
隆起型	88.7%（86）	6.2%（6）	5.2%（5）	（0）	97
平坦型	10.6%（7）	7.6%（5）	30.3%（20）	51.5%（34）	66
凹陷型	89.1%（49）	5.5%（3）	5.5%（3）		55

表6 ME-NBI观察下肉眼形态的病灶范围诊断结果

	范围明确		范围不明	合计
	确诊	未确诊		
隆起型	100%（97）			97
平坦型	97.0%（64）		3.0%（2）	66
凹陷型	98.2%（54）	1.8%（1）		55

表7 常规内镜下平坦型病变的诊断结果

	范围明确		范围不明		合计
	确诊	未确诊	1/2周以下	1/2周以上	
0-Ⅱb	14.3%（5）	8.6%（3）	11.4%（4）	65.7%（23）	35
0-Ⅱb+X	6.5%（2）	6.5%（2）	51.6%（16）	35.5%（11）	31

for early gastric cancer，MESDA-G）对背景胃黏膜和病灶分界线（demarcation line，DL）进行确认；通过病变内部的不规则微血管类型〔irregular microvascular（MV）pattern〕或不规则微表面类型〔iregular microsurface（MV）pattern〕对病灶分界线进行诊断[13]。

结果

常规内镜观察下病灶边界明确的病变为70.1%，但有5%的误诊率，确诊率为65.1%（**表3**）。病灶边界不明的病变为29.8%，其中，1/2周以上病灶边界不明确的病变为17.0%（**表4**）。另一方面，ME-NBI对病灶边界清晰的病例的确诊率为98.6%，有3例病变（1.4%）的病灶范围不明，其中2例病变通过组织活检获得了组织病理学的

病灶范围确认后实施了ESD，剩余的1例病变（详见下文的[**病例4**]）由于ME-NBI在病灶界限的诊断上误差很大，因此最后判定为ESD困难，实施了外科手术切除。此外，所有实施ESD的病例的病灶全部被完整切除，病变均存于标记线内。

通过肉眼形态进行研究后发现，隆起型、凹陷型病例的常规内镜确诊率在88%以上，但平坦型病变中81.8%的病灶界限不明，其中界限不明的范围在1/2周以上的占到51.5%。另外18.2%病灶的界限明确，但有7.6%的误诊率，能够确诊的病变为10.6%（**表5**）。ME-NBI下不能正确诊断的病变包括凹陷型病变1例和平坦型病变2例（**表6**）。常规内镜观察下，单纯型0-Ⅱb和复合型0-Ⅱb（0-Ⅱb+X）比较，复合型0-Ⅱb的确诊率的趋势较低（**表7**）。

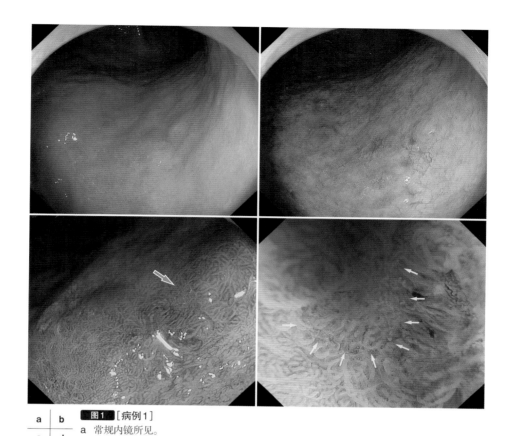

a	b
c	d

图1 [病例1]

a 常规内镜所见。

b 靛胭脂色素喷洒后所见。

c NBI联合放大内镜所见（低倍放大）。

d c图红色箭头部位的放大所见（最大倍率）。黄色箭头所示为病变分界线。

病例

[**病例1**] 主因5年前行幽门螺杆菌（*Helicobacter pylori*）除菌，复查中发现胃体大弯侧后壁病变组织活检诊断为5类为行ESD进行了放大内镜检查。常规内镜观察中发现了黏膜的轻度发红。常规内镜下考虑为之前组织活检后的瘢痕组织未怀疑存在癌症病灶（**图1a**）。在靛胭脂色素喷洒后发现胃小区结构紊乱，但与背景胃黏膜的总体差异不大，尚不能明确诊断为癌（**图1b**）。进行ME-NBI低倍扩大观察时，组织活检部位的黏膜微表面MS的结构大小不一，但胃小凹上皮边缘（marginal crypt epithelium，MCE）呈圆弧状，无法诊断为不规则MS类型，因此内镜下诊断为

癌较为困难（**图1c**）。接着以最大倍率进行仔细观察，在与组织活检瘢痕部位相邻的区域发现了不规则MV类型和病灶分界线（**图1d**）。与背景胃黏膜的界限很明确，可以判断出全周的病灶分界线。癌组织主要位于组织活检部位附近，进行标记后，通过ESD将病灶完整切除。

[**病例2**] 幽门螺杆菌除菌后（具体治疗不明），于外院发现胃窦部小弯侧病变（其他病变），为行治疗收入我院。进行了放大内镜检查时，发现胃体中部小弯侧的其他病变。普通内镜观察下，该区域黏膜较周边胃黏膜略微褪色伴界限不清，靛胭脂色素喷洒后明确了一部分病灶边界，但仍有部分边界不能确认（**图2a，b**）。在ME-NBI低倍放大观察下，可以诊断黏膜色调差异、MS类型的差别和大部分病灶边界，但胃远端仍有部分病灶

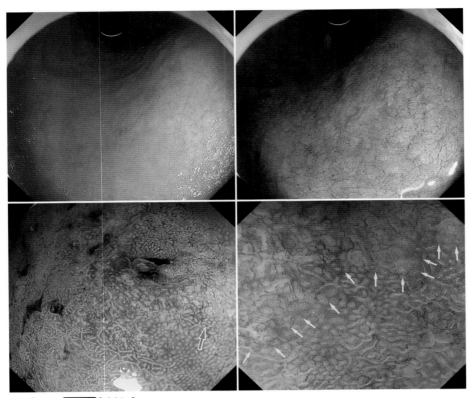

a	b
c	d

图2 [病例2]
a 常规内镜镜所见。
b 靛胭脂色素喷洒后所见。
c NBI 联合放大内镜所见（低倍扩大）。
d 图 c 红色箭头部位的放大内镜所见（最大倍率）。黄色箭头所示为病变边界。

边界不明（**图2c**）。以最大倍率仔细观察病变边界后发现，MS 类型规则，MV 类型为不规则，与背景胃黏膜相比有明确发生改变的部位，据此诊断了病灶边界（**图2d**）。

[**病例3**] 于外院行对胃窦部的发红黏膜进行了组织活检，诊断为 5 类，1 周后再次进行组织活检，于第一次组织活检部位的周边进行取材，病理学诊断为 1 类，为行进一步检查收入本院。本院的放大内镜检查中，发现了常规内镜观察下没有发现的疑似癌症的病灶，但无法判断病变部位是否与外院活检的部位相同（**图3a，b**）。以外院内镜图像为参考，进行 ME-NBI 低倍放大观察，发现了黏膜呈轻微的褐色调，伴胃小凹间距变大（**图3c**）。之后以最大倍率进行观察下发现，胃小凹间距变大版内部血管扩张，虽然尚不能诊断为

不规则 MV 类型，但与背景胃黏膜存在明显差异（**图3d**）。

[**病例4**] 未确诊病例。

在 ESD 后的定期复查中发现病变而收入本院。本院的常规内镜检查中发现胃体上部小弯侧10mm 大的伴黏膜发红的凹陷性病变（**图4a，b**）。NBI 低倍放大观察下不能判断凹陷病变与周围黏膜明显的病灶分界线（**图4c**）。NBI 最大倍率下观察，确认了凹陷部位黏膜为不规则 MV 类型，但没有明显的病灶分界线，病变已蔓延到凹陷周边的黏膜（**图4d**）。为了进一步判断病灶分界线，向病变外围进行观察，借此诊断了为病变的界限（**图4e**）。病变范围广泛，包括胃贲门部至食管胃底接合部的全周，因此选择了外科手术治疗。组织病理学所见中（**图4f，g**），虽然癌症局限于凹陷部位

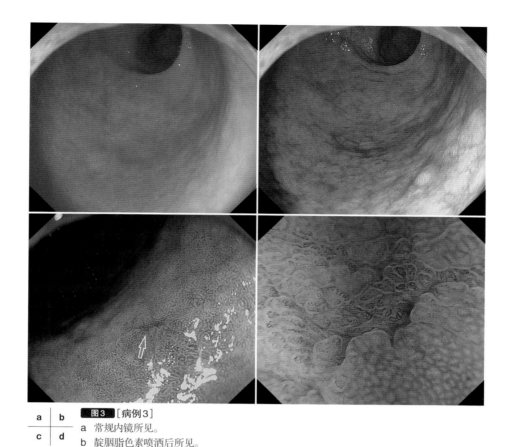

a	b
c	d

图3 [病例3]

a 常规内镜所见。
b 靛胭脂色素喷洒后所见。
c NBI 联合放大内镜所见（低倍扩大）。
d 图 c 红色箭头部位的放大内镜所见（最大倍率）。

但周边黏膜也发现了绒毛状和分支状的改变，具有一定的异型性，诊断为轻度肠上皮化生黏膜。回顾病例后发现，凹陷周边的黏膜为规则 MV 类型，与凹陷部位的不规则 MV 类型不同。该病例的诊断经验是，对于在 ME-NBI 检查过程中有诊断困难的病例，不能过于依赖组织活检，而需要确认病变范围[13]。

讨论

常规内镜观察下诊断病灶范围的确诊率为65.1%。低于笔者等[9]之前报告为 72.2%、吉永等[14]报道为 78.4% 的确诊率。此外，在肉眼形态方面，隆起型和凹陷型病例的病灶分界线的确诊率约为 90%，但平坦型病变中，与三岛等[15]报告的 41 例 Ⅱ b 病变的联合色素内镜检查 40% 左右

的确诊率相比，本研究的确诊率较低，仅为10.6%。分析其原因，考虑与本研究对病灶分界线的评判较为严格有关，随着近年来经鼻内镜性能的不断提高，放大内镜的直径也不断减小，在病变筛查过程中也开始相应使用，因此将使难发现的癌症病灶的数量增加。这是因为，广泛的幽门螺杆菌除菌后，胃黏膜形态平坦化、癌上皮与非癌上皮成分混合覆盖等，使病变范围诊断变得困难，进而胃癌的发生率相应增加[16-18]。特别是平坦型病变，在这种情况下仅通过普通内镜观察很难对病变范围作出判断。

另一方面，在 ME-NBI 检查下 218 例病变中边界清晰的病变有 215 例（98.6%），笔者[9]之前的报道中为 98.1%，小林等[19]报道为 98.7%、川村等[20]为 90%，与既往报道的确诊率水平基本相

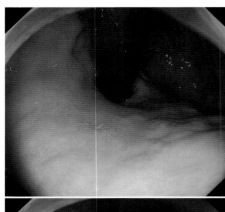

图4 [病例4]误诊病例。

a 通常内视镜像。

b 显像色素撒布。

c b 的红箭头部 NBI 并用扩大内视镜像（弱扩大）。

d c 的黄箭头部放大像（最大倍率）。

e 在误诊断为 e 边界部的部位的放大像（最大倍数）。红箭头表示误诊的病变边界部。

f 凹陷部的病理组织图。

g 从凹陷部分延续的肛门黏膜的病理组织图。

a	
b	c
d	e
f	g

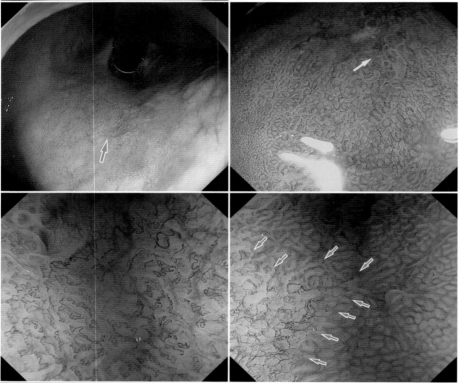

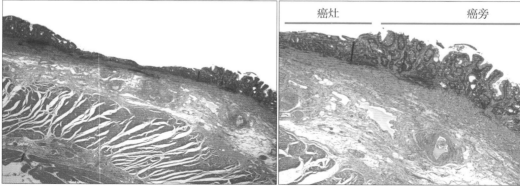

癌灶　　　　　　　癌旁

表8 ME-NBI对平坦型病变的诊断结果

	范围明确		范围不明	合计
	确诊	未确诊		
0-Ⅱb	97.1%(34)	(0)	2.9%(1)	35
0-Ⅱb+X	96.8%(30)	(0)	3.2%(1)	31

同或略高。

从肉眼形态来看，ME-NBI对平坦型病变有很高的确诊率，为97.0%，因此其对各种肉眼形态的确诊率都高。与现有研究报道相比，笔者等[9]之前的研究显示为92.1%，小林等[19]报道的确诊率为80%，均在较高水平。另外，**表7，8**中列出了单纯型0-Ⅱb和复合型0-Ⅱb的相应结果，使用ME-NBI后，两者并无明显区别，和其他肉眼形态一样，确诊率良好。

在实际临床上，即使不能像本研究那样严密诊断癌症的范围，只要诊断出大部分的病灶边界，就能预测病变范围，就可以通过适当扩大范围的ESD对病灶进行切除。但是，如果对病灶边界不能进行大范围的诊断，上述的方式将难以实行。本研究的全部病例中，有17.0%的病变常规内镜观察有1/2周以上的病灶边界诊断困难，在平坦型病变中甚至达到51.5%的病例的边界不能明确（**表4，5**）。这种病变在没有ME-NBI的情况下，需要先由病变外侧开始进行组织活检来确认病变范围。但本研究中，行ME-NBI后未确诊、仍需要进行组织活检的病变仅为1.4%，因此实际上大部分病例都可以省略组织活检（**表4**）。内镜下的组织活检费用为3100日元（310点），再加上病理诊断费8600日元（860点）因此，另外，对于组织活检部位呈阴性的病例，为了对肿瘤进行完整切除，医师会将预测的病灶分界线外延，不仅使患者术切除范围增大，术者本身的也要承担很大的负担。而且，由于ESD施行时不能分辨组织活检瘢痕，因此基于ME-NBI的实时病灶范围诊断很重要。

结语

在幽门螺杆菌除菌后胃癌增加、筛选中使用的内镜性能提高等背景下，对胃癌病灶范围的诊断逐渐变得困难。对这些病灶范围的诊断不能仅通过常规内镜，放大内镜观察是必须的。

参考文献

[1] Yao K, Yao T, Iwashita A. Determining the horizontal extent of early gastric carcinoma：two modern techniques based on differences in the mucosal microvascular architecture and density between carcinomatous and non-carcinomatous mucosa. Dig Endosc 14：S83-87, 2002

[2] Gono K, Yamazaki K, Doguchi N, et al. Endoscopic observation of tissue by narrow band illumination. Opt Rev 10：211-215, 2003

[3] Gono K, Obi T, Yamaguchi M, et al. Appearance of enhanced tissue feature in narrow-band endoscopic imaging. J Biomed Opt 9：568-577, 2004

[4] Yao K, Iwashita A, Matsui T. A new diagnostic classification system by magnification endoscopy and narrow-band imaging in the stomach：microvascular architecture and microsurface structure. In：Niwa H, Tajiri H, Nakajima M, et al(eds). New Challenges in Gastrointestinal Endoscopy. Springer, pp 169-176, 2008

[5] Yao K, Anagnostopoulos GK, Ragnath K. Magnifying endoscopy for diagnosing and delineating early gastric cancer. Endoscopy 41：462-467, 2009

[6] 八尾建史. 胃黏膜におけるNBI併用拡大内視鏡所見の成り立ちと診断体系(VS classification system). 胃と腸 46：1279-1285, 2011

[7] Ezoe Y, Muto M, Uedo N, et al. Magnifying narrow band imaging is more accurate than conventional. white-light imaging in diagnosis of gastric mucosal cancer. Gastroenterology 141：2017-2025, 2011

[8] Nagahama T, Yao K, Maki S, et al. Usefulness of magnifying endoscopy with narrow-band imaging for determining the horizontal extent of early gastric cancer when there is an unclear margin by chromoendoscopy(with video). Gastrointest Endosc 74：1259-1267, 2011

[9] Uchita K, Yao K, Uedo N, et al. Highest power magnification with narrow-band imaging is useful for improving diagnostic performance for endoscopic delineation of early gastric cancers. BMC Gastroenterol 15：155, 2015

[10] Yao K, Iwashita A, Tanabe H, et al. White opaque substance within superficial elevated gastric neoplasia as visualized by

magnification endoscopy with narrow-band imaging : a new optical sign for differentiating between adenoma and carcinoma. Gastrointest Endosc 68:574-580, 2008

[11] Uedo N, Ishihara R, Iishi H, et al. A new method of diagnosing gastric intestinal metaplasia : narrow-band imaging with magnifying endoscopy. Endoscopy 38:819-824, 2006

[12] Doyama H, Yoshida N, Tsuyama S, et al. The "white globe appearance" (WGA) : a novel marker for a correct diagnosis of early gastric cancer by magnifying endoscopy with narrow-band imaging(M-NBI). Endosc Int Open 3: E120-124, 2015

[13] Muto M, Yao K, Kaise M, et al. Magnifying endoscopy simple diagnostic algorithm for early gastric cancer(MESDA-G). Dig Endosc 4:379-393, 2016

[14] 吉永繁高, 後藤田卓志, 小田一郎, 他. 範囲診断のための精密検査—通常内視鏡検査. 胃と腸 44:650-662, 2009

[15] 三島利之, 濱本英剛, 三宅直人, 他. 内視鏡による早期胃癌のⅡb進展範囲診断通常内視鏡の立場から. 胃と腸 45:39-48, 2010

[16] Ito M, Tanaka S, Takata S, et al. Morphological changes in human gastric tumors after eradication therapy of Helicobacter pylori in a short-term follow up. Aliment Pharmacol Ther 21: 559-566, 2005

[17] Kobayashi M, Hashimoto S, Nishikura K, et al. Magnifying narrow-band imaging of surface maturation in early differentiated-type gastric cancers after Helicobacter pylori eradication. J Gastroenterol 48:1332-1342, 2013

[18] 小林正明, 橋本哲, 水野研一, 他. 除菌後に発見された胃癌におけるNBI拡大内視鏡所見の特徴. 胃と腸 50:289-299, 2015

[19] 小林正明, 竹内学, 橋本哲, 他. 内視鏡による早期胃癌のⅡb進展範囲診断NBI(narrow band imaging)拡大内視鏡の立場から. 胃と腸 45:123-131, 2010

[20] 川村昌司, 関507仁, 菊池達也, 他. 背景胃黏膜からみた境界診断が難しい分化型癌の特徴. 胃と腸 50:311-319, 2015

Summary

Variations in the Diagnostics of Early Gastric Cancer Margins by Magnifying Endoscopy with Narrow-band Imaging (ME-NBI)

Kunihisa Uchita[1], Taku Takahashi,
Rikiya Daike, Takehiro Iwasaki,
Kouji Kojima, Ai Kawada,
Michiyo Okazaki, Shinichi Iwamura

Multiple studies have reported the usefulness of magnifying endoscopy with narrow-band imaging (ME-NBI) over conventional endoscopy for diagnosing early gastric cancer margins.

This study aimed to compare the diagnostic accuracy of the demarcation line of early gastric cancer using ME-NBI with conventional endoscopy. We enrolled 218 consecutive patients with early gastric cancer who underwent ME-NBI to determine the margins before ESD. While 65.1% cases could be delineated by conventional endoscopy, 17.0% cases couldn't be delineated even remicircle. implying the necessity of biopsy to detect the margins of those lesions just by conventional endoscopy. Conversely, 98.6% cases could be delineated by ME-NBI. From the perspective of the macroscopic type, in elevated and depressed lesions, it was easy to detect the margins by conventional endoscopy or ME-NBI. However, in flat lesions, the rates of definitive diagnosis of the margins of lesions using conventional endoscopy were only 10.6%, whereas 97.0% lesions were detected by ME-NBI. Hence, ME-NBI is necessary for determining the margins of early gastric cancer.

[1] Department of Gastroenterology, Kochi Red Cross Hospital, Kochi, Japan

NBI对除菌后胃癌的诊断价值

名和田 义高[1]

八木 一芳[2]

佐藤 祐一[3]

摘要●比较白光内镜与NBI放大内镜对60例除菌后胃癌患者的病灶分界线的诊断能力。并将研究对象中43例病变位于胃角近端的背景黏膜放大内镜所见和组织病理学所见进行了分析。白光内镜对病灶分界线的正确诊率为65.0%（39/60），NBI放大内镜为98.3%（59/60），NBI放大内镜的诊断能力明显高于前者。通过放大内镜观察病变周围的背景黏膜，发现在病变所在位置上，中间带∶胃底腺区域∶萎缩区域的比例为19例（44.1%）∶3例（7.0%）∶21例（48.8%）。在组织病理学上，因胃底腺和幽门腺化生与肠上皮化生混合在一起而诊断出中间带黏膜的病例有31例（72.1%）。由于中间带黏膜的色调和凹凸不平易导致病变识别困难，因此多数情况下通过非放大或低倍放大NBI内镜进行病灶范围的诊断，非放大NBI内镜在疾病筛查方面具有诊断价值。

关键词　除菌后胃癌　窄带成像技术　放大内镜
中间带　色调逆转现象

[1] 仙台厚生医院消化内科　邮编980-0873仙台市青叶区广濑町4-15
　　E-mail：hakata.x@gmail.com
[2] 新泻大学地区医疗教育中心鱼沼基础医院消化内科
[3] 新泻县立吉田医院内科

前言

窄带成像技术（narrow band imaging，NBI）联合放大内镜检查对早期胃癌的诊断价值一直被广泛报道[1-4]。近年来除菌后胃癌患者逐渐引发关注，关于其内镜下非肿瘤上皮的被覆[5]、低异型性上皮[6]、分化的黏膜表层[7]等组织病理学所见，以及胃炎样外观的病灶范围[7]的报道不断出现。在以往NBI放大内镜对病灶范围诊断价值的报告中，并未根据患者的幽门螺杆菌（*Helicobacter pylori*）感染状态进行分类。本研究对白光内镜和NBI放大内镜对除菌后胃癌病灶范围的诊断能力进行了分析。另外，对除菌后胃癌病灶周围的背景黏膜分别从放大内镜和组织病理学角度进行了研究。

材料与方法

收集2010年4月到2017年3月间，幽门螺杆菌除菌治疗后转阴1年以上发现胃癌、并于新泻县立吉田医院实施内镜下黏膜剥离术（endoscopic submucosal dissection，ESD）或外科手术的早期胃癌患者60例。将白光内镜与NBI放大内镜对研究对象病灶分界线的诊断能力进行了比较。内镜和光源系统采用GIF-H260Z和EVISLUCERA SPECTRUM或ELITE系统（奥林巴斯医疗系统公司制造）。观察方法如下，首先在白光下从远景观察病变整体，然后慢慢地拉近观察距离。之后通过非或低倍NBI放大内镜进行检查，对病变

表1 分界线诊断的正确率		
肉眼形态	白光内镜所见	NBI 放大内镜所见
0–Ⅱa	83.3%（5/6）	100%（6/6）
0–Ⅱb	80.0%（4/5）	100%（5/5）
0–Ⅱc	61.2%（30/49）	98.0%（48/49）
共计	65.0%（39/60）	98.3%（59/60）

表2 背景黏膜的诊断		
	放大内镜诊断	组织病理学诊断
中间带	44.1%（19/43）	72.1%（31/43）
胃底腺范围	7.0%（3/43）	2.3%（1/43）
萎缩范围	48.8%（21/43）	25.6%（11/43）

对病变周围的背景黏膜进行观察并确认了病变分界线后，通过提高放大倍率对病变内部进行观察。对各种观察方法中无法识别病灶分界线的情况，或者即使识别出了病灶分界线而与切除标本组织病理学诊断的病灶分界线不符的情况，都判定为未能对病灶分界线做出正确诊断。诊断病灶分界线的正确率采用 McNemar 进行计算，通过 EZR（自治医科大学附属埼玉医疗中心）进行统计学分析。

此外，就研究对象中病变位于胃角近端的 43 例患者，将放大内镜所见和组织病理学所见进行了对比，探讨了病变的中间带、胃底腺及萎缩黏膜的存在部位。通过 NBI 放大内镜下观察病变区域时，将相对较高位置的圆形的腺体开口部位，判定为胃底腺黏膜。在位置相对较低的区域发现的绒毛型结构或浅蓝色嵴状结构（light blue crest，LBC）的圆形腺体开口部分判定为黏膜萎缩或肠上皮化生。判定病灶周围存在上述两种成分的病变为中间带黏膜。另外，也对切除标本癌灶周围的黏膜进行了组织病理学检查。在中间带黏膜的定义上，还限定了是在病变周围 1000μm 以内存在的胃底腺和肠上皮化生或幽门腺化生。

结果

研究对象的一般情况包括男性 52 例，女性 8 例，年龄中位数为 72 岁，除菌后期间的中位数 5.5 年。手术方式包括 57 例 ESD 和 3 例外科手术切除。全部病例均以分化型癌症为主，有 1 例确认

存在 por2 的混合病理成分。在癌症的黏膜浸润深度方面，M 为 53 例，SM1 为 6 例，SM2 为 1 例。在病灶分界线的正确诊断率方面，白光内镜为 65.0%（39/60），NBI 放大内镜为 98.3%（59/60）。肉眼所见的形态为 0–Ⅱa 的有 6 例，0–Ⅱb 的有 5 例，0–Ⅱc 的有 49 例。按照肉眼所见的形态比较，白光内镜：NBI 放大内镜诊断病灶分界线的正确率为 0–Ⅱa 83.3%（5/6）：100%（6/6），0–Ⅱb 80.0%（4/5）：100%（5/5），0–Ⅱc 61.2%（30/49）：98.0%（48/49）（表1）。对全部研究对象进行分析后发现，NBI 放大内镜对病灶分界线的正确诊断率要显著高于白光内镜（$P < 0.01$）。

在病变靠近胃角近端的 43 例患者中，通过放大内镜对病变周围的背景黏膜进行诊断后发现，中间带：胃底腺区域：萎缩区域为 19 例（44.1%）：3 例（7.0%）：21 例（48.8%）。通过组织病理学诊断背景黏膜时，确认胃底腺＋幽门腺化生＋肠道上皮化生均存在的病例为 28 例（65.1%），有胃底腺＋幽门腺化生的病例为 3 例（7.0%），有幽门细胞化生＋肠上皮化生的病例为 9 例（20.9%），只有胃底腺、幽门细胞化生或肠上皮化生的病例为 1 例（2.3%）。换言之，在组织病理学上，诊断为存在中间带黏膜的病例为 31 例（72.1%）（表2）。

病例

[病例1] 存在色调逆转现象的病例，50 余岁，男性。

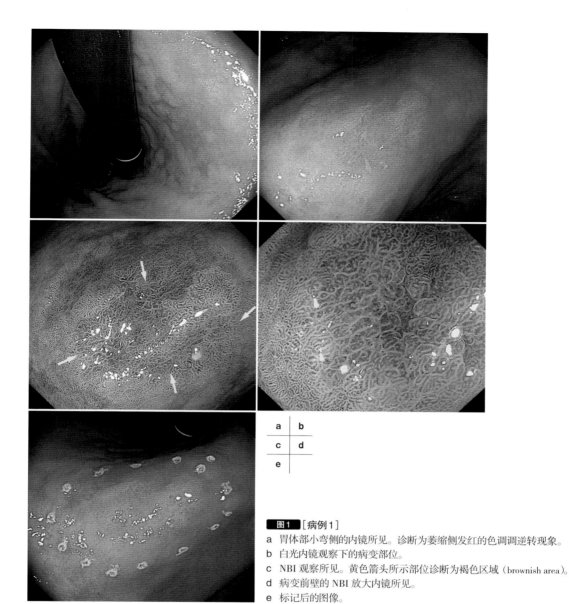

a	b
c	d
e	

图1 [病例1]
a 胃体部小弯侧的内镜所见。诊断为萎缩侧发红的色调调逆转现象。
b 白光内镜观察下的病变部位。
c NBI观察所见。黄色箭头所示部位诊断为褐色区域（brownish area）。
d 病变前壁的NBI放大内镜所见。
e 标记后的图像。

主因慢性活动性胃炎于三年前行幽门螺杆菌除菌，并定期行食道、胃、十二指肠镜检查（esophagogastroduodenoscopy，EGD）进行病情监测。胃体小弯侧观察到0-1级的黏膜萎缩（木村·竹本分级法），与非萎缩侧相比，萎缩侧黏膜明显发红，诊断为色调逆转现象阳性[8, 9]（**图1a**）。与萎缩侧明显发红的部位相比，胃角小弯侧前壁黏膜发现1厘米范围的略微发红的区域（**图1b**）。用NBI观察时，不提高放大率也能发现病变部分表现为褐色区域（brownish area），图中黄色箭头标记的是病灶边界（**图1c**）。胃近端明显发红的部位，

在NBI观察下是深绿色的圆形腺体开口部位，其余部分是带有浅蓝色峭状结构LBC的绒毛样结构，均为肠上皮化生黏膜。**图1c**中褐色区域的前壁在放大观察下，其背景黏膜为萎缩黏膜及肠上皮化生黏膜，病变内部胃小凹周围在放大观察下可见白带区（white zone，WZ），但各个WZ单位的大小不同，形状不均一，因此诊断为分化型癌（**图1d**）。对近端胃后壁进行了双标记，并实施了ESD（**图1e**）。

图1f为切除术后固定的组织标本。与**图1e**相对应，上方为胃的近端。**图1g**所示为切除组织

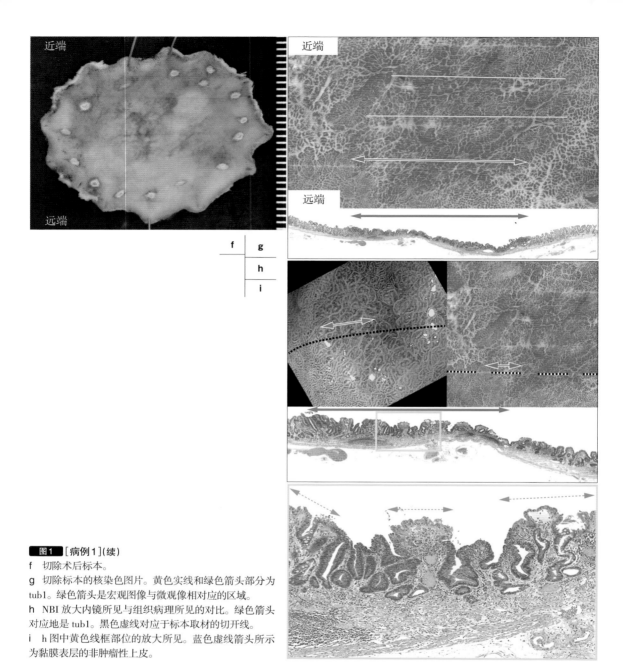

图1 [病例1](续)
f　切除术后标本。
g　切除标本的核染色图片。黄色实线和绿色箭头部分为
tub1。绿色箭头是宏观图像与微观像相对应的区域。
h　NBI放大内镜所见与组织病理所见的对比。绿色箭头
对应地是tub1。黑色虚线对应于标本取材的切开线。
i　h图中黄色线框部位的放大所见。蓝色虚线箭头所示
为黏膜表层的非肿瘤性上皮。

的核染色图片。在黄色实线和绿色箭头部位，诊断为黏膜内高分化管状腺癌。在宏观观察下胃小凹周围的区域为癌性病灶区。**图1g**下半部分的组织病理图片中，绿色箭头所示区域相当于宏观图像中绿色箭头所示区域。最终诊断为：0–Ⅱc型，14mm×12mm，tub1，pT1a（M），pUL0，Ly0，V0，pHM0，pVM0，内镜根治度A。**图1h**中显示的是NBI放大内镜所见与组织病理学所见的对比。黑色虚线标记的是内镜所见和宏观图像的对应区域。绿色箭头标记的是内镜、宏观图像和组织病理学所对应部位，确诊为高分化管状腺癌。**图1i**所示为**图1h**中黄色线框内组织的放大图像。

蓝色虚线箭头标记的是黏膜表层的非肿瘤性上皮。

[病例2] 中间带明显凹凸不平的病例①。60余岁，男性。

60

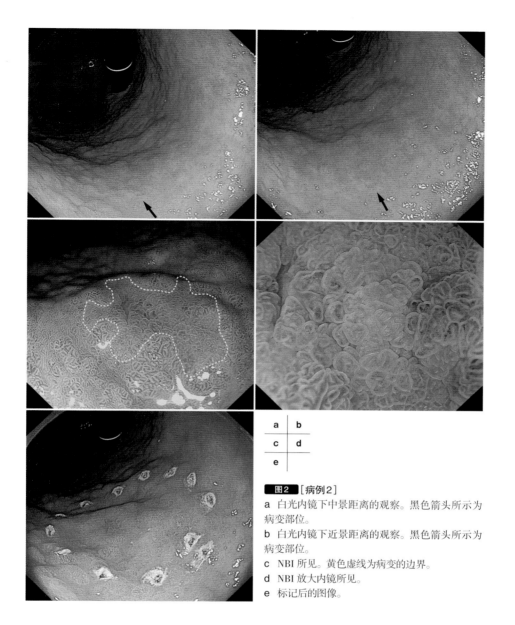

a	b
c	d
e	

图2 [病例2]

a 白光内镜下中景距离的观察。黑色箭头所示为病变部位。

b 白光内镜下近景距离的观察。黑色箭头所示为病变部位。

c NBI 所见。黄色虚线为病变的边界。

d NBI 放大内镜所见。

e 标记后的图像。

　　10 年前行幽门螺杆菌除菌，之后定期实施 EGD 检查。背景黏膜为 0-2 级（木村 - 竹本分级法）的萎缩黏膜，萎缩边界的黏膜呈明显的凹凸不平状态。黑色箭头所示部分为病变所在，但很难通过白光内镜进行确认（**图 2a**）。当距离拉近时，确认黑色箭头部分为褪色区域，但诊断其范围仍困难（**图 2b**）。通过 NBI 低倍放大后观察，发现了棕色区域，黄色虚线为确认的病灶分界线（**图 2c**）。病变中央放大观察下发现病变内部存在白带区 WZ，但 WZ 的形状不均匀、大小不一，诊断为

高分化管状腺癌，但在低倍放大观察下病变易于识别（**图 2d**）。胃远端实施了双标记的 ESD（**图 2e**）。**图 2f** 所示为固定后的标本。方向和**图 2e** 一致，上方为近端胃。**图 2g** 所示为病变部位的宏观图像。绿色实线指示的部位确诊为黏膜内高分化管状腺癌。最终诊断为 0- Ⅱ c 型，16mm×12mm，tub1, pT1a（M），pUL0, Ly0, V0, pHM0, pVM0, 内镜根治度 A。

　　在**图 2h** 所示为 NBI 放大内镜所见和组织病理所见的对比。虚线标记的是内镜所见和宏观所

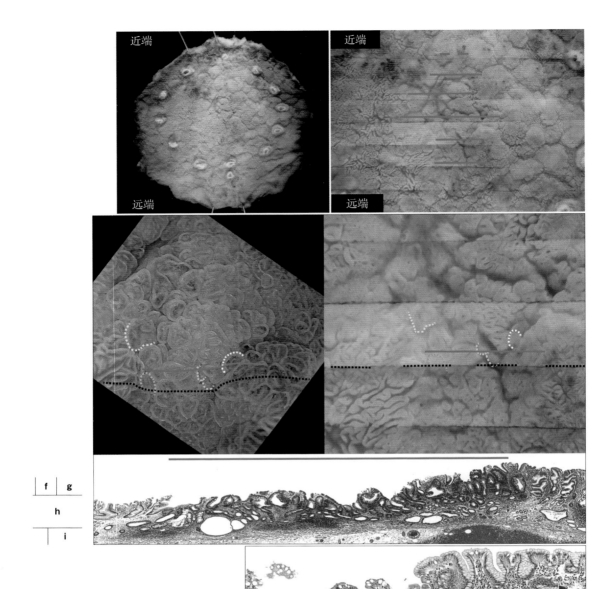

图2 [病例2](续)
f 固定后的组织标本。
g 切除后的组织标本。绿色实线部分确诊为tub1病变。
h NBI放大内镜所见和组织病理所见的对比。绿色实线所示为tub1的相应区域。各个颜色的虚线提示的是相应的病变部位。黑色虚线所示为标本取材的切开线。
i 背景黏膜是胃底腺和肠上皮化生。

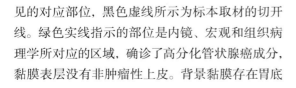

见的对应部位,黑色虚线所示为标本取材的切开线。绿色实线指示的部位是内镜、宏观和组织病理学所对应的区域,确诊了高分化管状腺癌成分,黏膜表层没有非肿瘤性上皮。背景黏膜存在胃底腺、肠上皮化生的混合成分(图2i)。

[**病例3**] 中间带明显凹凸不平的病例②。60余岁,男性。

一年前行幽门螺杆菌除菌,今年实施了EGD

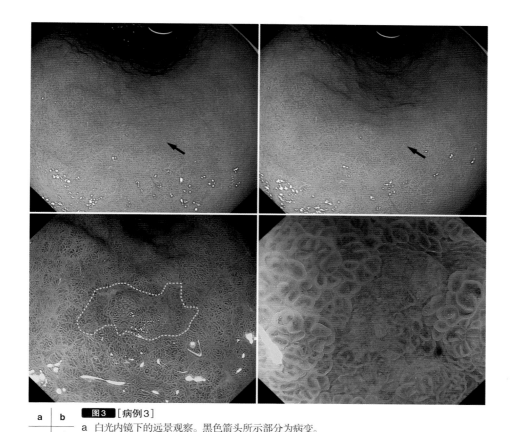

a	b
c	d

图3 [病例3]
a 白光内镜下的远景观察。黑色箭头所示部分为病变。
b 白光内镜下的近景观察。黑色箭头所示部分为病变。
c NBI 所见。黄色虚线为病灶分界线。
d 病变前壁侧的 NBI 放大内镜所见。

检查。胃体部小弯侧是明显凹凸不平的背景黏膜。通过白光内镜观察，黑色箭头所示部位为病变所在，但确诊仍有困难（**图3a**）。靠近病变观察后凹凸减弱，能够识别褪色区域（**图3b**）。通过 NBI 低倍放大观察后，确认了位于凹陷面的褐色区域及病灶分界线，用黄色虚线标记（**图3c**）。病变前壁放大观察下的背景黏膜为绒毛样结构，病变内部胃小凹周围的白带区形态不规则，呈不均匀性增大，诊断为中分化管状腺癌（**图3d**）。

图3e 所示为核染色后的标本。与**图3b**相对应，上方为近端胃。黄线部分确诊为黏膜内的中分化管状腺癌（**图3e**）。最终诊断为 0－Ⅱc 型，

12mm×8mm，tub2，pT1a（M），pUL0，Ly0、V0、pHM0、pVM0，内镜根治度 A。**图3f** 是 NBI 放大内镜所见与组织病理所见的对比。各种颜色的虚线标记的是内镜和宏观图像所对应的部位，黄色虚线对应的是组织切开的部位。绿色实线所示为内镜、宏观和组织病理学所见相对应的区域，该部位确诊为中分化管状腺癌。背景黏膜诊断为胃底腺和肠上皮化生（**图3g**）。

[病例4] 白光内镜下存在胃黏膜萎缩区域狭窄的病例。80 余岁，男性。

主因慢性活动性胃炎于 5 年前行幽门螺杆菌除菌，之后一直定期实施 EGD 检查。胃体部小弯

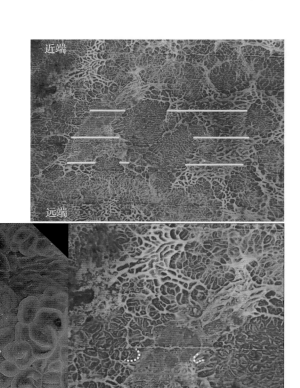

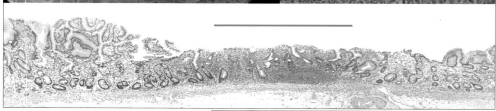

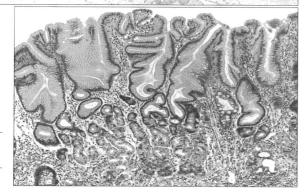

图3 [病例3](续)

e 切除组织的核染色图片。黄色实线部位确诊为 tub2。

f NBI 放大内镜所见和组织病理所见的对比。绿色实线所示区域为 tub2。各色虚线所示，为各自病灶对应的部位。黄色虚线所示为组织切开的部位。

g 背景黏膜为胃底腺和肠上皮化生。

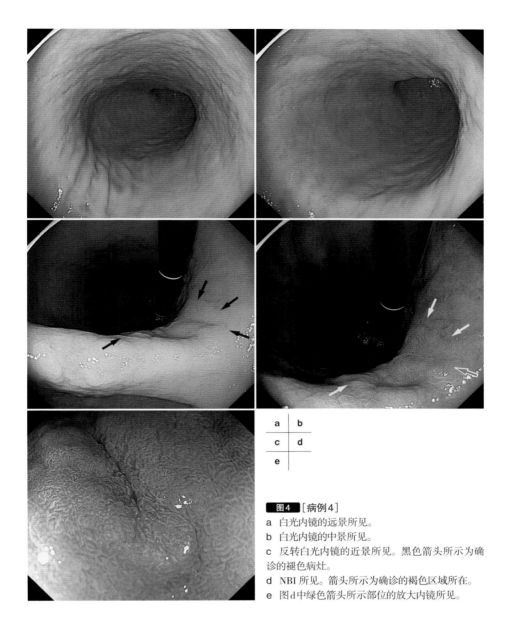

a	b
c	d
e	

图4 [病例4]
a 白光内镜的远景所见。
b 白光内镜的中景所见。
c 反转白光内镜的近景所见。黑色箭头所示为确诊的褪色病灶。
d NBI 所见。箭头所示为确诊的褐色区域所在。
e 图 d 中绿色箭头所示部位的放大内镜所见。

侧的背景黏膜可见明显的血管，黏膜萎缩区域狭窄，在大弯侧未发现迂曲性发红，诊断为非活动性胃炎（图 4a）。由于病变位于胃体下部小弯侧后壁，即使白光内镜下的近距离观察也不能明确病灶（图 4b）。反转观察下，黑色箭头所示部位诊断为略微褪色的病变（图 4c）。当使用非放大 NBI 观察时，可以识别淡淡的褐色区域及箭头所示的病灶分界线（图 4d）。**图 4d** 中的绿色箭头部位是放大内镜观察下，病变周围不太明显的浅蓝色嵴

状结构 LBC 的绒毛样外观，病变内部为圆形或线状的腺体开口部分，胃小凹周围可见白色不透明物质（white opaque substance，WOS）的沉着，诊断为高分化管状腺癌（图 4e）。**图 4f** 所示为病变切除标本的核染色所见。上方为近端胃。**图 4e** 相当于**图 4d** 中绿色箭头所示区域。

宏观图中黄色箭头所标记的环形区域，是圆形及分叉状的腺体开口部位，该病变在组织病理学上诊断为黏膜内高分化管状腺癌。最终诊断为：

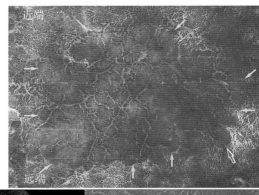

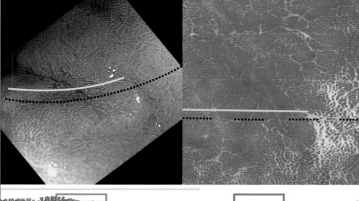

图4 [病例4](续)

f 切除标本的核染色图片。黄色箭头指示区域为病变所在。绿色箭头是图e的所在部位。

g NBI放大内镜所见和组织病理学所见的对比。黄色实线对应的区域是tub1。黑色虚线对应的的组织切开的部位。

h g中蓝色线框内组织的放大图像。为tub1。

i g中绿色线框内组织的放大图像。肠上皮化生。

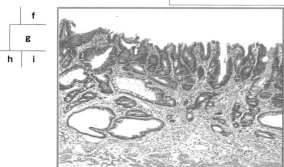

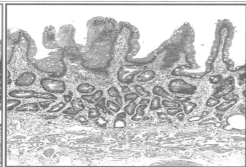

内镜根治度A，0-Ⅱa型，27mm×21mm, tub1, pT1a（M），pUL1, Ly0, V0, pHM0, pVM0。

在**图4g**中显示了NBI放大内镜所见和组织病理学所见的对比。内镜和宏观图像中的黑色虚线对应的是组织切开线。黄色实线标记的是内镜、宏观图像和组织病理图像相对应的部分，该部分诊断为高分化管状腺癌。**图4g**蓝色线框部分的

病变诊断为tub1的肿瘤性增殖，在黏膜深层发现了非癌症性腺管的扩张（**图4h**）。绿色线框标记的背景黏膜诊断为肠上皮化生（**图4i**）。

[病例5] 胃底腺黏膜发红及背景黏膜萎缩的病例。80余岁，女性。

3年前因早期胃癌实施了ESD，幽门螺杆菌除菌后定期实施EGD检查。背景黏膜萎缩程度

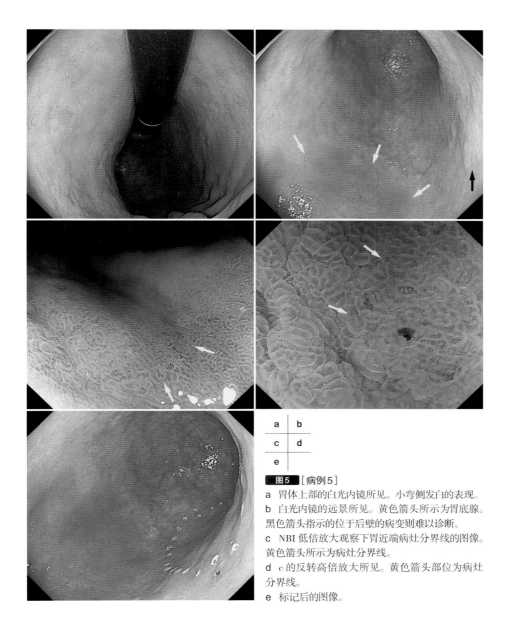

a	b
c	d
e	

图5 [病例5]
a 胃体上部的白光内镜所见。小弯侧发白的表现。
b 白光内镜的远景所见。黄色箭头所示为胃底腺。黑色箭头指示的位于后壁的病变则难以诊断。
c NBI 低倍放大观察下胃近端病灶分界线的图像。黄色箭头所示为病灶分界线。
d c 的反转高倍放大所见。黄色箭头部位为病灶分界线。
e 标记后的图像。

为 0-2 级（木村 - 竹本分类法），胃底腺黏膜的色调比萎缩黏膜要红，但尚未发现弥漫性发红的表现（**图5a**）。向下观察可见**图5b** 黄色箭头所示的胃底腺黏膜区域，甚至可以识别出胃体下部的大弯侧区域。黑色箭头指示的后壁虽然存在黏膜萎缩性病变，但在白光内镜下难以辨认（**图5b**）。通过 NBI 低倍放大观察寻找胃近端的病灶分界线，与用黄色箭头指示部位作为背景的、带有浅蓝色嵴状结构 LBC 的绒毛状结构相比，因缺少 LBC 而诊断为轻微的褐色区域（**图5c**）。之后对该区域进行反转放大观察，可在黄色箭头所在部分辨识

出病灶分界线。与背景黏膜相比，病变部位的黏膜 LBC 不均匀、WZ 不甚清晰，WZ 内部结构形状不均匀、大小不一，诊断为高分化管状癌（**图5d**）。在近端胃放置 2 个双标记、胃远端放置 1 个双标记后实施了 ESD（**图5e**）。

图5f 所示为切除后的标本。与**图5e** 方向一致，下方为胃近端。**图5f** 中绿色箭头指示的部位相当于**图5c、d** 中的病变部位。黄色箭头指示的病变部分诊断为褪色区域，相应部位的组织病理学所见中也发现了黏膜内的管状腺癌成分。最终诊断为 0-Ⅱ b 型，47mm×39mm, tub1 > tub2,

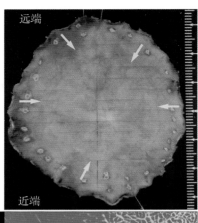

远端

近端

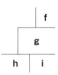

f
g
h　i

图5 [病例5](续)

f　切除后的组织标本。黄色箭头指示部分
为病灶分界线。图c, d相当于绿色箭头指示
的区域。

g　NBI放大内镜所见与组织病理学所见的
对比。绿色实线对应的是tub1和tub2区域。
NBI放大内镜所见为图d 的180° 旋转。白色
虚线为组织切开的部位。

h　g黄色线框内组织的放大内镜所见。确认
为局限于黏膜内的愈合腺管（tub2）。

i　g的蓝色线框内组织的放大内镜所见。肠
上皮化生。

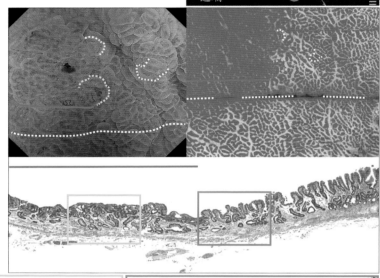

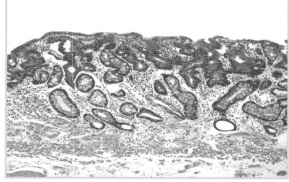

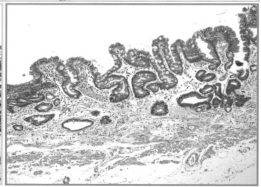

pT1a（M），pUL0，Ly0、V0、pHM0、pVM0，内镜
根治度 A。

　　图 5g 所示为 NBI 放大内镜所见与组织病理
学所见的对比。其内镜图像为**图 5d** 组织经 180
度旋转后的所见。图中的各色虚线标记的组织为
内镜所见和宏观所见的对应，白色虚线对应的是
组织的切开位置。在绿色实线部分是内镜、宏观

和组织病理学所见相对应的区域，确认了高、中
分化管状腺癌的存在（**图 5g**）。**图 5h** 为**图 5g** 黄
色线框内组织的放大图像。确认了局限于黏膜内
的愈合腺管（tub2），未发现非肿瘤性上皮的覆盖。
另外，在**图 5g** 的蓝色线框部位对应的背景黏膜中
发现了肠上皮化生（**图 5i**）。

讨论

通过 NBI 放大内镜有效诊断早期胃癌病灶范围的相关报告已有很多[1-4]。本研究以除菌后胃癌的患者为研究对象，比较了白光内镜所见与 NBI 放大内镜所见的诊断能力，发现两者差距很大。另一方面，如[病例1-4]中被诊断为褐色区域的病变，在白光内镜下很难识别，而 NBI 观察时几乎未进行放大就发现了病灶，并且在多数情况下都能对病灶分界线作出诊断。非放大 NBI 所见对病变有诊断价值，在白光内镜观察下，先用 NBI 大致观察整体情况后再寻找褐色区域可能比较有效。有研究报道，斑片状或地图状发红是除菌后胃癌最易发现的背景黏膜特征[10]，作者等[9]也报告了相关的色调逆转现象。所谓幽门螺杆菌既往感染胃的色调逆转现象，指黏膜色调与活动性胃炎时的相反，胃体大弯的胃底腺黏膜侧为白色，胃体小弯侧的萎缩黏膜有发红的表现。与胃体小弯侧萎缩黏膜内广泛可见地图状发红的状态相同。通过幽门螺杆菌除菌，胃黏膜炎症得到改善，弥漫性发红消失，同时胃底腺一侧黏膜的色调变白，这是引发色调逆转现象的原因之一。在胃炎的京都分级中，地图状发红和斑状发红均为幽门螺杆菌既往感染胃发红凹陷区的表现。在既往感染胃中，其程度各不相同，有萎缩黏膜边界排列 1～2 个小的发红区域的轻症病例，但也有一些出现发红凹陷黏膜的患者，甚至存在像色调逆转现象中萎缩侧黏膜全部变红的病例。通过对该病变周围黏膜的放大内镜所见和组织病理学所见进行对比研究，发现除菌后胃癌存在很多的中间带黏膜。而中间带黏膜是较难观察的部位。原因是中间带内各种黏膜成分混杂在一起，包括发红、凹凸不平等，是不均匀性的黏膜。既往幽门螺杆菌感染胃的完全胃底腺区域大多为非弥漫性发红的、表面平滑的黏膜。另外，未出现局部凹陷的既往感染胃的黏膜完全萎缩区域一般表现为平坦均匀的褪色黏膜。因此，可通过颜色和表面结构的差异对黏膜病变进行识别。但是，在像[病例1]那样发红凹陷区多发的病例中，很难根据未变化的色调对病灶进行判断。

此外，类似于[病例2，3]，有时也会出现中间带黏膜凹凸不平的病例。[病例2，3]因为存在许多颗粒状凹凸不平的黏膜，同时背景黏膜的色调、表面构造也不均一，使病变的识别变得困难。如病例中所示，在这种中间带难以观察背景下，虽然基于 NBI 放大观察对病灶性质和范围的诊断有效，但 NBI 的低倍或非放大观察下对病灶的诊断更有价值。

最近，业界对联动成像技术（linked color imaging，LCI）的诊断价值进行了报道，包括白光内镜和窄带光观察下的蓝色激光成像（blue laser imaging，BLI）可使癌症和非癌症组织的色差增大[11]。图 6a 是与图 1c 的 NBI 相同观察部位的 LCI 像，图 6b 是 BLI 图像，黄色箭头是病灶分界线。对 NBI、LCI、BLI 哪种方法最容易识别病变不能一概而论，要考虑图像增强筛查过程中是否对早期胃癌的发现有价值，以及哪个最为适合，这将是今后的课题研究方向。

结语

除菌后胃癌多在既往幽门螺杆菌感染胃的中间带黏膜出现发红的凹陷区域，由于黏膜存在色调不均匀、凹凸不平，在白光内镜观察中，对病变的识别相对困难，而 NBI 所见对病变的发现、性质及范围诊断都是有价值的。

参考文献

[1] 八木一芳，佐藤聪史，中村厚夫，他．早期胃癌的画像诊断—範囲诊断のための精密检查：拡大内視鏡检查—NBI 併用拡大内視鏡と"化学的"内視鏡诊断．胃と腸 44：663-674，2009

[2] 小山恒男，高橋亜紀子，北村陽子，他．内視鏡による早期胃癌の IIb 進展範囲诊断—NBI 拡大内視鏡の立场から．胃と腸 45：109-122，2010

[3] Nagahama T, Yao K, Maki S, et al. Usefulness of magnifying endoscopy with narrow-band imaging for determining the horizontal extent of early gastric cancer when there is an unclear margin by chromoendoscopy (with video). Gastrointest Endosc 74：1259-1267, 2011

[4] Uchita K, Yao K, Uedo N, et al. Highest power magnification with narrow-band imaging is useful for improving diagnostic performance for endoscopic delineation of early gastric cancers. BMC Gastroenterol 15：155, 2015

[5] Saka A, Yagi K, Nimura S. Endoscopic and histological features of gastric cancers after successful Helicobacter pylori

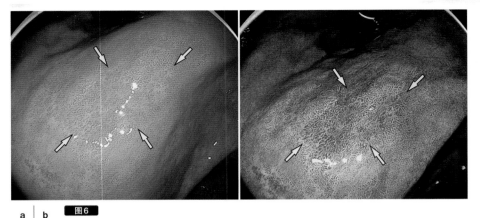

图6

a | b

a 图 1c 相同部位的 LCI 所见。黄色箭头所示为病灶分界线。
b 图 1c 相同部位的 BLI 所见。黄色箭头所示为病灶分界线。

eradication therapy. Gastric Cancer 19 : 524–530, 2016

[6] Kitamura Y, Ito M, Matsuo T, et al. Characteristic epithelium with low–grade atypia appears on the surface of gastric cancer after successful Helicobacter pylori eradication therapy. Helicobacter 19 : 289–295, 2014

[7] Kobayashi M, Hashimoto S, Nishikura K, et al. Magnifying narrow–band imaging of surface maturation in early differentiated–type gastric cancers after Helicobacter pylori eradication. J Gastroenterol 48 : 1332–1342, 2013

[8] 名和田義高，八木一芳，田中恵，他. 慢性胃炎の拡大内視鏡診断—OLGA・OLGIM 分類に基づいた胃癌リスク分類を含めて. 胃と腸 51 : 52–63, 2016

[9] Nawata Y, Yagi K, Tanaka M, et al. Reversal phenomenon on the mucosal borderline relates to development of gastric cancer after successful eradication of H. pylori. J Gastroenterol Hepatol Res 6 : 2333–2338, 2017

[10] Moribata K, Iguchi JK, Nakachi K, et al. Endoscopic features associated with development of metachronous gastric cancer in patients who underwent endoscopic resection followed by Helicobacter pylori eradication. Dig Endosc 2015〔Epub ahead of print〕

[11] Kanzaki H, Takenaka R, Kawahara Y et al. Linked color imaging（LCI）, a novel image–enhanced endoscopy technology, emphasizes the color of early gastric cancer. Endosc Int Open 5 : E1005–1013, 2017

Summary

Efficacy of Narrow Band Imaging for Diagnosing Early Gastric Cancer after Helicobacter pylori Eradication

Yoshitaka Nawata[1], Kazuyoshi Yagi[2], Yuichi Sato[3]

We compared the diagnostic abilities of white light imaging and NBI（narrow–band imaging）for the lateral margin of 60 early gastric cancers detected after Helicobacter pylori eradication. Regarding the lesions located in the gastric angle, body and fornix（43 cases）, we investigated the mucosa surrounding the lesions by magnifying endoscopy and histology. The diagnostic accuracy of the lateral margin by white light imaging and NBI was 65% and 98.3%, respectively；the latter was significantly higher than the former. In addition, magnifying endoscopy diagnosed the surrounding mucosa as atrophic area（21 cases, 48.8%）, fundic glands area（3 cases, 7.0%）, and intermediate zone（19 cases, 44.1%）. Histologically, the surrounding mucosa of 31 cases （72.1%）was determined as the intermediate zone, which exhibited the fundic glands and pyloric metaplasia and/or intestinal metaplasia. Often, the intermediate zone appears with uneven coloration and surface structure, which tend to restrict the recognition of lesions by white light imaging. In contrast, NBI without magnification or with slight magnification can readily detect and delineate the lesions, highlighting the potential utility of NBI screening without magnification.

[1] Department of Gastroenterology, Sendai Kousei Hospital, Sendai, Japan

[2] Department of Gastroenterology and Hepatology, Uonuma Institute of Community Medicine, Niigata University Medical and Dental Hospital, Minamiuonuma, Japan

[3] Department of Internal Medicine, Niigata Prefecture Yoshida Hospital, Tsubame, Japan

主 题 胃放大内镜对临床实践的影响

从病理医师角度来看胃放大内镜

——个人见解

二村 聪[1]

[1] 福冈大学医学院病理学系
邮编 814-0180 福冈市城南区七隈 7 丁目 45-1
E-mail：sanimura@adm.fukuoka-u.ac.jp

关键词 胃放大内镜 病理诊断 病灶关注区域 对比工作 标本处理

前言

笔者对当前病理医师在日常的病理诊断过程中，对放大内镜所见有多大程度的参考并不清楚。此外，对各个医疗机构在病例讨论过程中，将放大内镜所见与组织病理学所见进行对比的深入程度亦不甚了解。在此情况下，笔者仅就病理学与放大内镜所见之间的联系（交点）谈一下个人见解。

当前该部位所见究竟是何种性质的病变

在与内镜医师一起进行病例讨论的过程中，主要讨论病灶关注区域的扩大内镜所见与组织病理学所见之间的对应关系。病灶关注区域有时候仅是一个小点（point），或者仅是黏膜的表层（plane）。内镜医师想了解该部分的细胞构成和组织结构。此外，构成病灶的细胞黏液性质（细胞由来），以及间质的血管和沉积物也是内镜医师想要明确的。总之，他们想明确内镜所见是何种性质的病变。

病理医师对于内镜医师的期望（疑问）能做出适当的回答当然好，但病理医师对于在切片上不能确认的病变无法做出诊断。病理医师只能对客观存在的事物下结论（sachlich）。

内镜图像中确认的病灶关注区域，有时在实际的组织切片中（显微镜用载玻片）无法确认。在这种情况下，病理医师有可能受到内镜医师的评判，但这并不可取。事实上，内镜医师应该与病理医师共同探讨出现上述情况的原因，并避免其再次出现。指责他人解决不了任何问题。

标本是否得到了妥善的处理

当研究放大内镜所见和组织病理学所见之间的对应关系时，制作确实含有病灶关注区域的组织切片成为第一要务。关键不在于将病灶关注区域置于切片组织的正中间部分，而要通过与该病灶区域的一点点接触将其逐步切片。尤其在病灶关注区域很小的情况下，病理医师还需要考虑到在组织薄切前的粗切过程中去掉的组织量，从而进一步提升切片过程的准确性。顺便说一下，笔者通过不断地练习，已经掌握了针对黄色胃底腺息肉采取 2 mm 厚度的切片技巧。

最清楚病变区域所在位置的，毋庸置疑是负责检查的内镜医师。因此，内镜医师亲自固定其所希望切片部位的标本最为适宜。在一些内镜医师

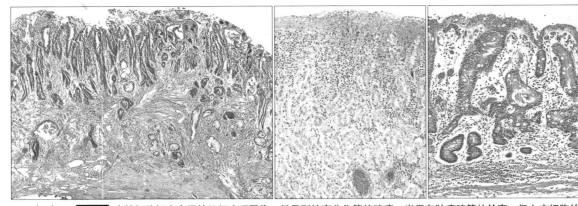

a | b | c   **图1** 内镜切除标本表层的组织病理图像。低异型性高分化管状腺癌。尚保存肿瘤腺管的轮廓，但上皮细胞的胞核受内镜电切电流影响后高度延长（a）。胃体部的腺体黏膜。细胞间的结合能力变弱，核膨胀、浓缩。表层的粘液细胞脱落，周围有漏出性出血和纤维素析出（b）。中分化管状腺癌内镜电切电流的影响小（c）。a、b 不适合进行对比。

无法亲自固定标本的情况下，最好通过打印及手绘等方式，将标本需要切片的部位附在病理学申请书中。

总之，必须对标记了切割线的固定标本进行宏观摄影。宏观照片是对比工作的核心，所以本人努力拍摄尽可能清晰的照片。另外，拍摄用于对比工作所需图片的是病理技师，平时跟他们的事先沟通是极其重要的。

黏膜表层是否保存

据悉，根据病变发生部位的不同，内镜治疗需要相当长的时间。如果组织切除需要时间，或黏膜下的组织去除的量较少，则该病灶的胃黏膜组织结构会受到高频电流、烧灼的影响（**图1**）。另外，微循环网络发达的黏膜表层很容易因血液循环的阻塞而受到损伤。比如细胞的体积变大（细胞浮肿）、与邻近细胞结合能力的减弱或消失（细胞脱落）、核膨胀、浓缩和崩解等诸方面的变化。其中，核膨胀现象明显时，容易误认为是异型细胞，需要特别注意。

除上述变化外，切除后的胃黏膜组织还会逐渐地自溶。因此，当胃黏膜表层的细胞受到明显损伤时，就无法正确把握病灶关注区域的组织形态。而且，很难看清肿瘤与非肿瘤的界限。最终不仅是无法进行对比工作，诊断疾病本身也变得困难。至少为了减少组织融解的进行，希望切除标本能尽快浸渍于福尔马林中固定。

与放大内镜所见的联系

对只做过不含血运的石蜡包埋组织切片镜下检查的笔者来说，对放大内镜下黏膜表面的图像（活上皮与间质血管交织形成的奇特图案）印象深刻。病理医师在病理诊断过程中，需要观察异常细胞在组织内的分布状况和异常组织整体的结构，评价其与正常组织之间的关系，以及与正常组织的差异程度。而且，除了黏膜表层的细胞、胞核的形态和排列极性外，还需对其与周围黏膜的分界线进行判断。尤其是对细胞异型度低（细胞分化良好）的上皮性肿瘤的病理诊断，需要对病灶分界线进行评判。因此就诊断内容而言，黏膜表层是需要内镜医师和病理医师相互指导、肯定和验证的地方。

结语

当前的放大内镜观察获得了许多新发现，可能会对当前关于胃上皮性肿瘤、尤其是分化性肿瘤的分类和概念产生巨大影响。甚至可能还会迎接不需组织活检（只需光学活检 optical biopsy）时代的到来。不论如何，我们病理医师都希望能在客观的立场上，对眼前的病理组织或病理现象努力、深入地认识和理解。而对胃上皮性肿瘤，尤其是早期癌症的诊断精度的提高，始终抱有一丝不渝的愿望，文毕。

活检组织病理学诊断为2类病灶的活检前NBI联合放大内镜所见

土山 寿志[1]

中西 宏佳

增永 哲平

吉田 尚弘

辻 重继

竹村 健一

片柳 和义[2]

车谷 宏

凑 宏

摘要● "胃癌处理规则（第14版）"中活检组织病理学诊断为2类的病灶中包含从癌症到异型性再生的病变。活检组织病理学诊断为2类的情况下，临床上的基本处理策略是复查，而再次复查前对内镜图像的回顾及重新评判，仔细地对活检标本的免疫组化结果进行重新评估，以及内镜医师和病理医师的充分交流并灵活应对是必要的。因此，本研究探讨了活检组织诊断2类的病变中NBI联合放大内镜对活检前标本的诊断能力，以及临床处理过程中有时作为诊断性治疗的ESD的价值。

关键词　胃癌　活检　2类　窄带成像技术　放大内镜

[1] 石川县立中央医院消化内科　　邮编920-8530金泽市鞍月东2-1
　　E-mail : doyama.134@gmail.com
[2] 石川县立中央医院病理科

前言

"胃癌处理规则（第14版）"[1]的活检组织诊断分类（Group分类）于2010年进行了大幅度的修改，其活检组织诊断为2类的病灶中包含从癌症到异型性再生的广泛病变，充分理解2类中包含的具体病变及其临床特征，对避免对病变性质的误判及实际运用方面具有重要的临床意义[2]。关于病变活检组织诊断为2类的依据，在胃癌处理规约[1]中做了如下规定。包括有异型性细胞存在，①组织量少，单纯依靠细胞异型性诊断肿瘤性病灶有困难的病变；②糜烂和炎症性改变很强，很难判断是肿瘤还是非肿瘤性病变；③病理组织的损伤和破坏很重，很难判断是肿瘤还是非肿瘤病变这3种情况。对活检组织诊断为2类的病变，临床处理的基本策略是复查，不过除了单纯复查以外，还需要仔细回顾活检标本的免疫组化染色结果，同时内镜医师应和病理医师进行充分交流，以及对内镜图像的重新评估[3-6]等多种慎重且灵活的处理方式。

另一方面，即使反复进行活检也没有达到确诊程度的教训性病例在临床工作中也能遇到[7]，因此希望在实际临床工作中开展充分结合内镜诊断所见的癌症综合诊断方式。手术切除标本中一些异型性强的病变部位的诊断较为容易，然而，在微小的组织活检标本中诊断非肿瘤性病灶的可能性要相对困难[5]。窄带成像技术（magnifying narrow band imaging, NBI）联合放大内镜（M-NBI）是对病变全体微血管结构和/或微表面结构的不规则性进行评判。通过VSCS分类系统（VS classification system）[8]的使用，M-NBI对胃癌的诊断能力比普通白光内镜（conventional white-light imaging, C-WLI）要高，不仅如此，导入M-NBI对胃进行精细检查，在对胃的常规检查过程中患者的获益也相对多[9, 10]。特别是，在发红色调和相同色调病变中持高确信度、对癌症和非癌症病灶进行鉴别诊断的过程中取得了良好的效果，有望使光学活检（optical biopsy）成为现实[10]。并且，随着近年来逼近组织病理学所见的 M-NBI 最新进展的相继报道，M-NBI 的辅助诊断能力日益受到关注[11]。

本研究的目的是，明确 M-NBI 对胃常规检查中活检组织诊断 2 类的病变在活检前诊断中的临床价值。

材料和方法

1. 研究对象

收集 2012 年 9 月至 2017 年 8 月间，接受上消化道内镜检查（esophagastroduodenoscopy，EGD）的 5564 例患者中诊断为 2 类的 114 个病例（2.0%）。除去其中经外院医师完成活检及再次活检的 22 例及诊断 2 类后无法进行再次活检 9 例病变，即本院内镜检查时组织病理学诊断未知，且经切除、再次活检或再次内镜检查获得最终诊断的 83 例病变为研究对象。

2. 内镜系统及设置

使用视频镜头系统中心（EVIS LUCERA CV-260SL /ELITE CV-290，奥林巴斯制造），高亮度光源装置（EVIS LUCERA CLV-260SL /ELITE CLV-290SL）和带有光学放大观察功能的内镜（GIF-Q240Z /H260Z /H290Z）。NBI 观察时的设定是 B 模式的 8 级亮度，色彩强调为模式 1。为获得最大倍率稳定的内镜图像，安装了放大内镜专用黑色软罩进行放大观察。

3. M-NBI 诊断

基于八尾等[11]的 VSCS 评分系统，满足不规则微血管型伴病灶分界线〔irregular microvascular（MV）pattern with a demarcation line〕和 / 或不规则微表面型伴病灶分界线〔irregurar microsurface（MS）pattern with a demarcation line〕条件时，诊断为癌。此外，关于 M-NBI 诊断的确信度，进行如下的 Grade 分级后使用[10]。

- 1 级（Grade 1）：M-NBI 中确信是非癌症的病变（非癌症·高确信度）
- 2 级（Grade 2）：M-NBI 疑似非癌症的病变（非

癌症·低确信度）
- 3 级（Grade 3）：M-NBI 难以判断癌症·非癌症的病变（非癌症·低确信度）
- 4 级（Grade 4）：M-NBI 疑似癌症的病变（癌症·低确信度）
- 5 级（Grade 5）：M-NBI 中确信是癌症的病变（癌症·高确信度）

除特殊病例以外，本院对所有接受上消化道内镜检查的患者均实施 M-NBI，M-NBI 观察在活检实施前进行，并对包含 Grade 分级的 M-NBI 所见进行记录。

4. 研究指标

1）M-NBI 诊断

探讨 M-NBI 诊断能力，并研究 Grade 分级在临床初诊及最终诊断中的作用。从内镜归档系统中提取 M-NBI 诊断的 Grade 分级资料，用于探讨和重新评估初诊时的 Grade 分级。最终诊断以再次检、内镜下黏膜剥除术（edoscopic submucosal dissection，ESD）或手术切除标本的组织病理学诊断为标准，分为非肿瘤、腺瘤和癌 3 类。复查中病变消失的属于非肿瘤。另外，依据 Vienna 分类，腺瘤仅限于低异型性管状腺瘤，高异型性管状腺瘤诊断为癌。

2）活检组织诊断 2 类病变的临床病理学特征

分析最终诊断在性别、年龄、病变直径、病变部位、C-WLI 所见、2 类诊断理由，以及活检组织推断的疾病名称方面的差异。

关于推断疾病名称，是指病理诊断正文中没有记载的、病理医生推定的疾病名，参照病理诊断报告中对病灶的评价，分类为以下三种。

- 异型性再生（怀疑是异型性再生，但也不能否定是癌症的可能性）
- 判定困难（很难判断是癌还是异型性再生）
- 癌（怀疑是癌，但也不能完全否定异型性再生的可能性）

3）最终诊断为癌的病变临床病理学的特征

比较接受 ESD 与接受外科手术的病例在性别、年龄、病变直径、病变部位、主要的组织型，以及浸润深度上的差别。

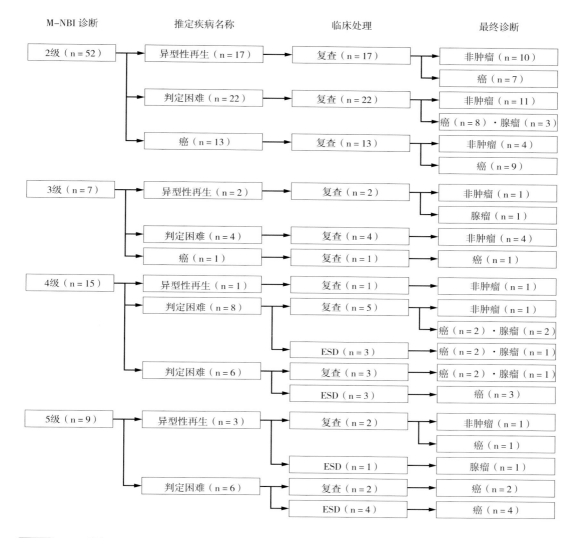

M-NBI诊断　　　　推定疾病名称　　　　临床处理　　　　最终诊断

M-NBI诊断	推定疾病名称	临床处理	最终诊断
2级（n＝52）	异型性再生（n＝17）	复查（n＝17）	非肿瘤（n＝10）／癌（n＝7）
	判定困难（n＝22）	复查（n＝22）	非肿瘤（n＝11）／癌（n＝8）·腺瘤（n＝3）
	癌（n＝13）	复查（n＝13）	非肿瘤（n＝4）／癌（n＝9）
3级（n＝7）	异型性再生（n＝2）	复查（n＝2）	非肿瘤（n＝1）／腺瘤（n＝1）
	判定困难（n＝4）	复查（n＝4）	非肿瘤（n＝4）
	癌（n＝1）	复查（n＝1）	癌（n＝1）
4级（n＝15）	异型性再生（n＝1）	复查（n＝1）	非肿瘤（n＝1）
	判定困难（n＝8）	复查（n＝5）	非肿瘤（n＝1）／癌（n＝2）·腺瘤（n＝2）
		ESD（n＝3）	癌（n＝2）·腺瘤（n＝1）
	判定困难（n＝6）	复查（n＝3）	癌（n＝2）·腺瘤（n＝1）
		ESD（n＝3）	癌（n＝3）
5级（n＝9）	异型性再生（n＝3）	复查（n＝2）	非肿瘤（n＝1）／癌（n＝1）
		ESD（n＝1）	腺瘤（n＝1）
	判定困难（n＝6）	复查（n＝2）	癌（n＝2）
		ESD（n＝4）	癌（n＝4）

图1 M-NBI诊断及Grade分级的临床初诊和最终诊断。

结果

1. M-NBI诊断

病变Grade分级的情况包括：2级病变为52例（62.7%），3级为7例（8.4%），4级为15例（18.1%），5级为9例（10.8%），未发现1级病变。

在癌与非癌（含腺瘤）的鉴别诊断能力方面，整体诊断率为60.2%，灵敏度为39.2%，特异度为81.0%。Grade分级的确诊率为2级为53.8%，3级为85.7%，4级为60%，5级为77.8%。

最终诊断为非肿瘤的病变有33例（39.8%），腺瘤9例（10.8%），癌症41例（49.4%）。**图1**所示为根据Grade分级，初诊临床处理及最终诊断的详细情况。Grade 2、3级的病变都进行了复查，2级的52例病变中有3例诊断为腺瘤，24例诊断为癌。在3级的7个病变中，1例诊断为腺瘤，1例诊断是癌。4级的15个病变中，9例病变进行了复查，3例病变是腺瘤，4例病变是癌。6例病变未进行复查而直接行ESD，其中1例病变为腺瘤，5例病变为癌。5级的9例病变中，有4例进行了复查，3 例为癌。5 例病变未进行复查而行 ESD，1 例为腺瘤，4 例为癌。

2. 2 类病变的临床病理学特征（表 1）

诊断为 2 类病变的全部 83 例病变的临床特征包括，男性为 66.3%，平均年龄 71 岁，病变部位以胃体中部小弯侧居多，占 20.5%，其次是胃体下部小弯侧，为 16.9%。C-WLI 所见大多为发红凹陷的病灶。诊断为 2 类的组织病理学理由以"组织量少，难以判断"为最多，共计 54 例（65.1%）病变，其中癌症为 28 例（51.9%），非肿瘤为 18 例（33.3%）。

因"糜烂损伤和破坏严重，难以判断"的 29 例病变中，含癌症 13 例（44.8%），非肿瘤 15 例（51.7%），在活检组织诊断的推定疾病名中，推定为异型性再生的有 23 例病变中，13 例病变（56.5%）推定为非肿瘤、癌症的 20 例病变中 15 例病变（75%）是癌症。

3. 最终诊断为癌的病例的临床病理学特征（表 2）

最终诊断为癌的 41 例病变中，37 例病变（90.2%）实施了 ESD，4 例病变（9.8%）选择了外科手术。在组织类型上，实施 ESD 的病变中高分化型腺癌有 29 例（78.4%），有 8 例病变（21.6%）是中分化型腺癌。在外科手术治疗的病变中，多数是高分化型腺癌，有 3 例（75.0%），另外 1 例病变（25.0%）是黏液癌。实施 ESD 的所有病变的浸润深度均为 pT1a。平均肿瘤直径为 9.4mm，其中 ESD 治疗病灶组的小于外科手术组（$P<0.01$）。在所有接受外科手术的病变中，由于内镜怀疑是黏膜下浸润癌或进展性癌，所以立刻进行再次活检，经病理组织学确诊为癌后接受手术治疗。

病例

[病例 1] 活检的推断疾病名称：癌，M-NBI 诊断：癌·低确信度→重新评估癌·高确信度，综合判断：癌。40 岁年龄段，女性。

幽门螺杆菌除菌后定期复查的患者。C-WLI 观察发现胃体中部小弯侧 3mm 左右的糜烂性病变。糜烂周围有略微发红黏膜区域（**图 2a**，黄箭头）。不能判断明确的边界，判断为良性病变有困

表1	2 类病变的临床病理学特征			
	非肿瘤 (n=33)	腺瘤 (n=9)	癌 (n=41)	合计 (n=83)
性别（男：女）	22:11	4:5	29:12	55:28
平均年龄	71.0	73.6	70.5	71.0
平均病灶直径(mm)	12.3	8.9	10.3	10.9
部位				
上部	5	0	6	11
小弯	3	0	3	6
大弯	0	0	0	0
前壁	0	0	1	1
后壁	2	0	2	4
中部	14	3	20	37
小弯	5	2	10	17
大弯	3	0	2	5
前壁	0	0	5	5
后壁	6	1	3	10
下部	14	6	15	35
小弯	8	0	6	14
大弯	3	4	1	8
前壁	2	1	5	8
后壁	1	1	3	5
普通白光内镜所见				
色调发红	29	6	38	73
色调正常	0	1	0	1
色调褪色	4	2	3	9
隆起	6	1	5	12
平坦	3	0	3	6
凹陷	24	8	33	65
弥漫、溃疡、白苔	17	2	21	40
出血	6	1	12	19
2 类病变的诊断原因				
组织量少	18	8	28	54
弥漫性炎症重	15	1	13	29
损伤及破坏重	0	0	0	0
推定疾患名				
异型性再生	13	2	8	23
判断困难	16	6	18	40
癌	4	1	15	20
M-NBI 诊断				
2 级	25	3	24	52
3 级	5	1	1	7
4 级	2	4	9	15
5 级	1	1	7	9

表2 最终诊断为癌的病变的临床病理学特征

	ESD (n=37)	外科手术 (n=4)	合计 (n=41)
性别(男:女)	25:12	4:0	29:12
平均年龄	69.9	76.5	70.5
平均肿瘤直径(mm)	9.4	26.8	11.1
部位			
上部	4	2	6
小弯	2	1	3
大弯	0	0	0
前壁	1	0	1
后壁	1	1	2
中部	18	2	20
小弯	10	0	10
大弯	1	1	2
前壁	5	0	5
后壁	2	1	3
下部	15	0	15
小弯	6	0	6
大弯	1	0	1
前壁	5	0	5
后壁	3	0	3
主要组织类型			
高分化型腺癌	29	3	32
中分化型腺癌	8	0	8
黏液腺癌	0	1	1
浸润深度			
pT1a	37	1	38
pT1b1	0	1	1
pT1b2	0	1	1
pT3	0	1	1

难。因在 M-NBI 的 VSCS 分级中属于不规则 MV 及 MS 缺失型型伴 DL，因此诊断为癌，4 级（图 2b，c）。在病变部位进行了 2 处活检。活检的组织病理学诊断都是 2 类，首先考虑癌症，但不能否定炎症异型性，因此建议内镜复查（图 2d）。M-NBI 所见为持高确信度重新诊断为癌，5 级。2 周后进行内镜的再评判，M-NBI 诊断为 5 级不变。

基于来自病理医师的组织活检诊断判断，综合地诊断为癌，不需再次活检，建议实施 ESD。ESD 标本的最终诊断是早期胃癌，0-Ⅱc，6mm×3mm，tub2>por1，pT1a（M），UL0，Ly0，V0，pHM（-），pVM（-）（图 2e）。

[病例 2] 活检的推定疾病名称：判定困难，

M-NBI 诊断：癌·高确信度，综合判断：癌。70 岁余，男性。

主因食欲不振为行进一步检查来院就诊。幽门螺杆菌既往感染史。C-WLI 可见胃体中部小弯侧前壁附近直径 8mm 左右的黏膜发红区域（图 3a，黄色箭头）。胃远端可见直径 20mm 左右轻度发红的扁平隆起性病变（图 3a，白色箭头）。虽能勉强识别两者共同的病灶边界，但远端胃病变黏膜起伏明显减少，考虑为癌。而近端胃病变黏膜起伏无明显变化，但很难判断良恶性。近端胃病变 M-NBI 的 VSCS 分级为不规则 MV 型及 MS 缺失型伴 DL（图 3b，蓝色箭头）且可见白色球状外观（white globe appearance，WGA）[12]（图 3b，黄色圆圈）。DL 内侧有 WGA 的病变诊断分化型腺癌的可能性极高[12, 13]。

根据以上内镜下所见，持高确信度诊断为癌，5 级。远端胃病变的 VSCS 为不规则 MV 型及不规则 MS 型伴 DL，诊断为与近端胃病灶无连续性的多灶性癌，5 级（图 3c）。两处病灶分别进行 1 个部位的活检。虽然 2 处病变均发现了细胞核肿大异型性腺管，但在癌和异型性再生的诊断上无法鉴别，因此两病变的活检病理诊断均为 2 类（图 3d，e）。在重新评估 M-NBI 图像时，两种病变均诊断为 5 级，无修订，向患者详细交代病情及沟通之后，未进行内镜复查和再活检，而直接实施了 ESD 治疗。

ESD 标本的最终诊断为，近端胃病变是早期胃癌，0-Ⅱc，5mm×3mm，tub1，pT1a（M），UL0，Ly0，V0，pHM（-），pVM（-），远端胃病变为 0-Ⅱa，22mm×10mm，tub1，pT1a（M），UL0，LL0，LLL0，LLL0，LL0，LL0，LL0（M）（M），UL0，22mm×10mmm，tub1，pT1a（M），y0，V0，pHM（-），pVM（-）（图 3f，g）。

[病例 3] 活检的推定疾病名称：异型性再生，M-NBI 诊断：癌，高确信度，综合判断：癌。70 余岁，男性。

因早期胃癌接受 ESD 后的定期复查来院就诊。幽门螺杆菌除菌后。C-WLI 可见胃窦大弯侧前壁附近直径 10mm 左右的凹陷性病变。黏膜色

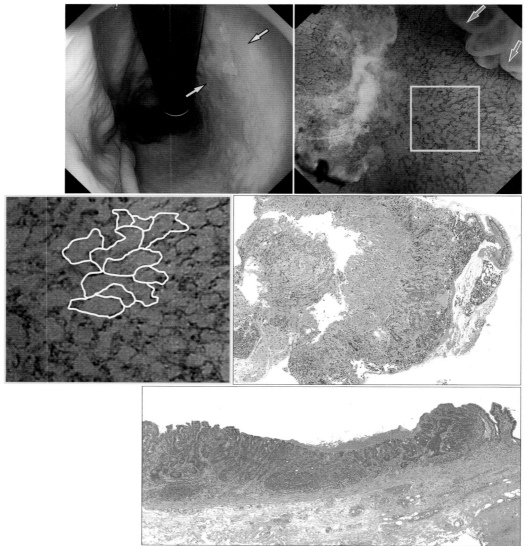

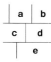

图2［病例1］

a　普通内镜（白光）下可见平坦型病灶伴周围略发红的黏膜区域（黄色箭头）。

b　NBI联合放大内镜所见（病灶边界线部位，最大倍率）。蓝色箭头为DL，在DL内侧的凹陷面形成网络微血管。

c　NBI联合放大内镜所见（图b的黄色框框部位的放大所见）。白线所示为网状微血管形成。各个网状血管的形态完全不同，并且排列不规则，很容易判断为不规则MV型。VSCS分级判定为不规则MV及MS缺失型伴DL，诊断为癌。

d　活检标本（HE染色，低倍放大）。活检组织诊断为2类，首先考虑癌，但不能否定炎症异型性。

e　组织病理所见（HE染色，弱放大）。中分化腺癌，伴一部分低分化成分。

调为发红和褪色的混合，并在凹陷黏膜的内部发现了小结节。边界清晰但不规则，且有刺状的突出，高确信度诊断为癌症（**图4a，黄色箭头**）。因M-NBI的VSCS分级为不规则MV型及不规则MS型伴DL，诊断为癌，5级（**图4b，c**）。病变部位接受了1处活检。

活检组织诊断是2类，怀疑为黏膜上皮的弥漫性感染伴异型性再生，但慎重起见，建议复查

图3 [病例2]

a 普通内镜所见（白光）。发现黏膜发红（黄色箭头），其远端胃一侧可见黏膜表面起伏明显减弱的发红的扁平隆起性病灶（白色箭头）。

b NBI 联合放大内镜所见（图 a 的黄色箭头的病变，最大倍率）。在 VSCS 分级中属于不规则 MV 型及 MS 缺失型伴 DL（蓝色箭头），并且 WGA 为阳性（黄色圆圈），诊断为癌。

c NBI 联合放大内镜所见（a 的白色箭头病变，最大倍率）。因为 VSCS 分级中属于不规则 MV 型及不规则 MS 型伴 DL（蓝色箭头）可以诊断为癌。

d 活检标本（a 的黄色箭头部的病变，HE 染色，低倍放大）。活检组织病理诊断 2 类，对癌和异型性再生的鉴别困难。

e 活检标本（a 的白色箭头部的病变，HE 染色，低倍放大）。活检组织病理诊断 2 类，癌和异型性再生的鉴别困难。

f 组织病理学所见（HE 染色，低倍放大）。平坦凹陷型高分化腺癌。

g 组织病理学所见（HE 染色，低倍放大）。平坦隆起型高分化腺癌。

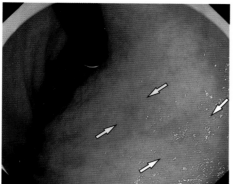

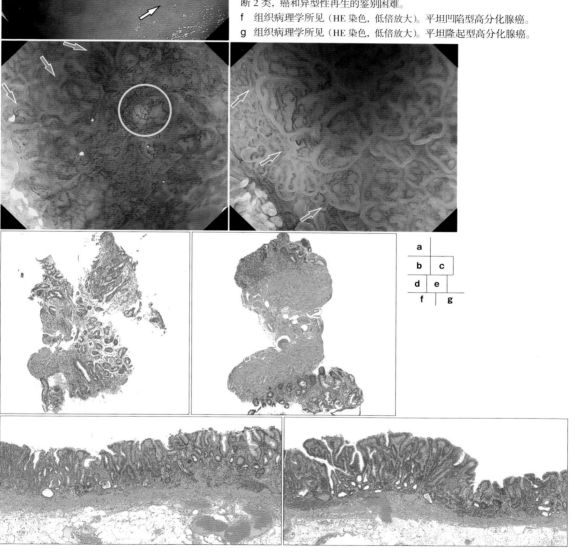

a	
b	c
d	e
f	g

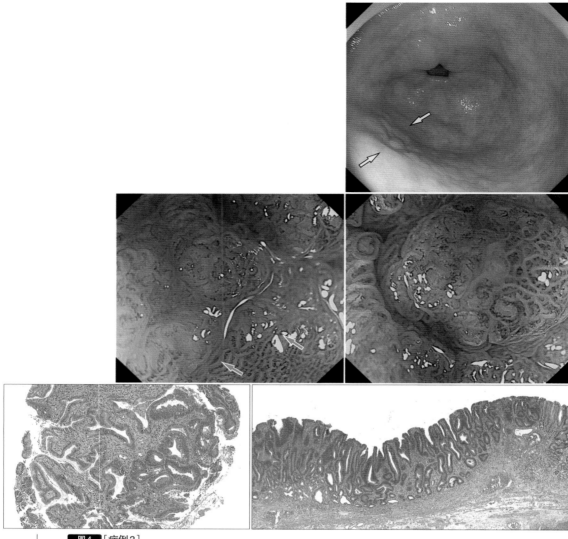

图4 [病例3]
a 普通内镜所见（白光）。发现内部存在小结节样凹陷性病变（黄色箭头）。
b，c NBI 联合放大内镜所见（b 是病灶边缘，c 是凹陷内部小结节的最大倍率所见）。因 VSCS 分级为不规则 MV 及不规则 MS 型伴 DL（b 的青色箭头）可以诊断为癌。
d 活检标本（HE 染色，弱放大）。活检组织诊断为 2 类，怀疑伴有糜烂的异型性再生病灶。
e 组织病理学所见（HE 染色，低倍放大）高异型性管状腺瘤。

（图 4d）。C-WLI 及 M-NBI 所见为高确信度诊断为癌，向患者交代病情后，未复查内镜及活检而直接实施 ESD 治疗。

ESD 标本的最终诊断为胃管状腺瘤，高异型性，11mm×6mm，UL0，Ly0，V0，pHM（-），pVM（-）（图 4e）。

[病例4] 活检的推定疾病名称：癌，M-NBI

诊断：非癌·低确信度，综合判断：癌。80 余岁，男性。

主因发现胃腺瘤为行进一步检查来院就诊。幽门螺杆菌阳性。C-WLI 可见胃窦前壁外院医师诊断为腺瘤的直径 20mm 的隆起性病变（图 5a，黄色箭头）。该病变近端胃大弯侧可见不规律性色调改变的黏膜区域，怀疑为癌（图 5a，蓝色箭头）。

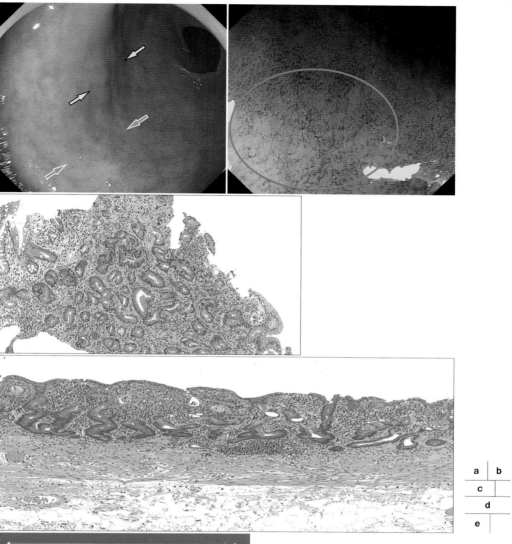

a	b
c	
d	
e	

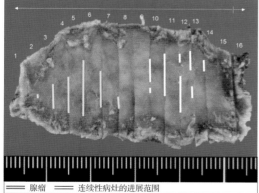

══ 腺瘤　══ 连续性病灶的进展范围

图5 ［病例4］

a　白色普通内镜所见。已知腺瘤（黄色箭头）的近端侧胃黏膜有不均匀的色调改变的区域（蓝色箭头）。

b　NBI联合放大内镜所见（最大倍率）。在极为微小的区域确认了不规则MV型（绿色圆圈）。

c　组织活检标本（HE染色，低倍放大）。活检的组织病理诊断是2级，发现连续性的肿瘤样不规则修复，有分枝状腺管，细胞缺乏异型性，考虑异型性再生，但怀疑是癌可能性大。

d　组织病理所见（HE染色，低倍放大）。病灶缺乏向黏膜表层的突出，而是从黏膜固有层的中间层到深层中心发展的连续性癌。

e　切除标本。黄线是腺瘤，白线是连续性病灶的进展范围。

M-NBI 下无法判定 DL，在病灶的大部分区域都无法对存在明显的不规则性 MV 型和 MS 型进行判断。但在极少区域发现了不规则 MV 型（图 5b，绿色圆圈）。因 DL 无法判定，不能满足 VSCS 分级对癌症诊断的要求，但鉴于不规则 MV 型的存在，不能完全除外癌的存在，即低确信度下诊断为非癌病灶，2 级，并对 M-NBI 观察到的不规则 MV 型区域进行了组织活检。活检组织诊断为 2 类，发现连续性的肿瘤样不规则修复，有分枝状腺管，细胞缺乏异型性，考虑异型性再生，但怀疑是癌可能性大（图 5c）。考虑即使再次复查内镜，M-NBI 也不能对病灶周围的进展范围作出判断，因此将 C-WLI 所见的色调改变区域判定为病灶周围的进展范围并采取多部位活检，未发现癌。在详细分析组织病理诊断和内镜所见之后，考虑以腺瘤颈部为中心，存在连续性癌并存的可能，经 ESD 将腺瘤及周围病变一并切除。ESD 实施过程中，参考了术前组织活检瘢痕并对病灶周围进行了标记。

ESD 标本的最终诊断为早期胃癌，0-Ⅱb，15mm×10mm，tub2>tub1，pT1a（M），UL0，Ly0，V0，pHM（-），pVM（-）。癌基本不向黏膜表层突出，考虑病灶属于较难通过 M-NBI 对进展范围进行诊断的连续性癌。（图 5d，e）。

[病例 5] 活检的推定疾病名称：异型性再生，M-NBI 诊断：癌症·低确信度→重新评估为非癌·低确信度，综合判断：非癌。60 岁余，女性。

主因胃癌筛查而来院就诊。幽门螺杆菌阳性。C-WLI 可见胃窦部小弯侧幽门管附近直径 25m 左右的糜烂性病变。靛胭脂色素内镜下可见黏膜的不规则色调及凹凸变化区域，怀疑为癌（图 6a，黄色箭头）。在 M-NBI 的 VSCS 分级中，MV 缺失型及不规则 MS 型伴 DL，低确信度诊断为癌，4 级（图 6b，c），病变部位进行了两处活检。

活检组织诊断是 2 类，发现了管状异型性上皮，但很难判断是高分化管状腺癌还是异型性再生（图 6d）。免疫组化染色未发现 P53 的过表达（图 6e），从黏膜固有层到深层发现了大量的

MIB-1 阳性细胞，但是表层部位阳性细胞少（图 6f）。结合免疫组化染色结果，怀疑是异型性再生，不能完全除外癌的可能。

在本研究中，胃窦小弯侧广泛的良性糜烂性病变较为常见，而对其 M-NBI 所见进行重新评估后发现，MS 型多样化且不规则性的概率低，同时不能明确地判断病灶 DL，经严密观察后综合考虑为炎症性病变而非癌。给予质子泵抑制剂（proton pump inhibitor, PPI）口服 3 个月后和 6 个月后复查内镜，可见病变逐步改善的倾向（图 6g）。再活检病变中可见 1 级病灶（图 6h）。

讨论

与现有报告 [3-5] 相同，诊断为活检组织 2 类病变即癌或腺瘤的概率很高。病灶诊断为 2 类的情况下，复查是临床处理的基本方式，但反复的检查给患者的身体、精神、时间、经济上带来负担，有发生患者放弃复查及失访的可能性。由于存在活检难以诊断的病例，因此有时可以不依赖活检组织诊断，充分考虑内镜所见后进行癌的确诊工作 [2]。本研究从 M-NBI 实际的临床效果出发，通过充分引入以 M-NBI 所见，形成以内镜诊断为中心的癌症综合诊断模式，期待其在临床实际工作中能被优先考虑，并对相应的诊断性治疗提供帮助。

笔者研究了活检前 M-NBI 所见的 Grade 分级和临床初诊及最终诊断的情况，在 4 级的低确信度下诊断为癌、不行复查而直接行 ESD 的病变有 6 例。经过复查，在 5 级的高确信度下重新诊断为癌症而实施 ESD 的病例中，最终诊断为中度异型性腺瘤的有 1 例，5 例病变诊断为癌。另外，以 5 级即高确信度诊断为癌，进行复查的病变有 4 例。3 例患者的复查理由是认为 M-NBI 诊断直径 5mm 以下的微小病变的能力会略微下降 [14]。其中 1 病变是直径 3mm 大小的凹陷性病变。但是在复查中发现病变已经消失，最终诊断为非肿瘤。另外 1 例考虑是癌的情况就接受外科手术，为了确诊断而进行了复查。不进行复查而直接行的 ESD 的 5 例病变中，1 病变的最终诊断是中度异型

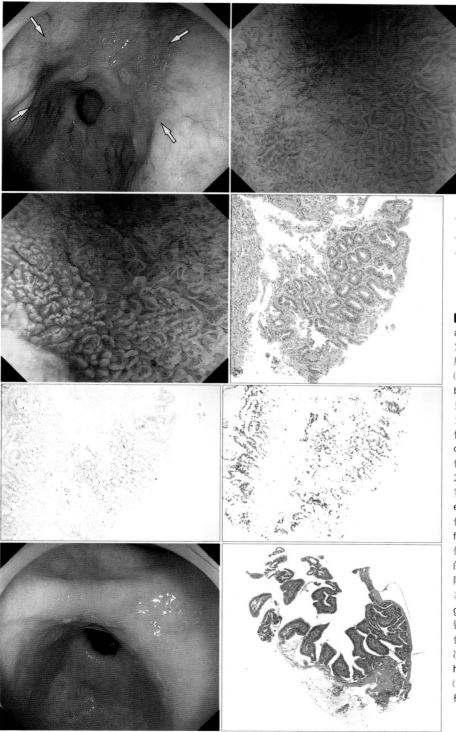

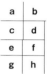

a	b
c	d
e	f
g	h

图6 ［病例5］

a 靛胭脂色素内镜所见。发现不规则色调变化和黏膜凹凸改变伴糜烂性病变（黄色箭头）。

b，c NBI联合放大内镜所见（最大倍率）。MS型虽为多样化，但不规则性很低，不能清晰的判断DL。

d 活检标本（HE染色，低倍放大）。活检组织诊断为2类，癌和异型性再生的鉴别困难。

e 活检标本（P53染色，低倍放大）。未发现过表达。

f 活检标本（MIB-1染色，低倍放大）。从黏膜固有层的中层到深层发现大量的阳性表达细胞，但是黏膜表层的阳性细胞很少。

g 6个月后的白光普通内镜所见。PPI口服后黏膜色调变化和凹凸改变的情况出现改善倾向。

h 6个月后的活检标本（HE染色，低倍放大）。活检组织诊断为1级。

性腺瘤，4 例病变是癌。换言之，包括重新评估内镜图像在内的患者，活检前 M-NBI 诊断 5 级的病例的确诊能力良好，可以避免不必要的活检。但前提是熟练掌握 M-NBI 诊断的 Grade 分类，对于问题病变需内镜医师和病理需充分的交换意见，将 ESD 作为诊断性治疗的适宜方式。

另一方面，M-NBI 中没有诊断出癌的 59 例病变中的 25 例（42.4%）最终诊断为癌，对于内镜分级为 2 级的病灶，应该充分理解通过 M-NBI 诊断为癌也较为困难的现状。本研究中，对 M-NBI 诊断为低确信度的 2 或 3 级的病变全部进行了内镜复查。本文介绍了作为 2 级胃癌组织型代表的低异型性癌和连续性癌[4, 7, 15, 16]。一般研究报道认为低异型性癌预后较好[5]，

但即使是低异型性癌，病变也可在相对早期阶段就已经浸润到黏膜下层，临床上判断起来也较为困难[17]，因此希望尽可能的做到早期诊断。在低异型性癌中，胃型或胃优势型单纯超高分化腺癌缺乏黏膜色调变化，并有研究报道了其 M-NBI 所见的特征，包括：①不规则 MV 型；②广泛的胃小凹边缘上皮（marginal crypt epithelium；MCE）；③上皮内血管型（vessels within epithelial circle，VEC）这三点[18]。在连续性癌中，活检组织难以发现以肿瘤颈部为中心发展的肿瘤腺管的特征。黏膜表层中存在异型性较低的癌灶的情况下，M-NBI 下可见特征性多发病变[19]，而对于 [病例 4] 中癌灶整体不向黏膜表层发展的情况下，一般认为 M-NBI 对病灶性质及病灶进展范围诊断的较为困难。

本研究显示，40 例（48.2%）活检前伴随糜烂、溃疡、白苔性病变中，有 18 例（45.0%）炎症性变化的判定非常困难。如 [病例 5] 所示，此类病变可以通过口服 PPI 等减轻炎症后再进行复查，可以进一步明确诊断[3]。另一方面，被诊断为 2 类的 54 例病变（65.1%）中，有存在异型细胞和异型腺管，但炎症程度不高，尚不能断定为癌的病变，最好在复查前重新评估，并仔细结合活检的免疫组化染色、内镜医师和病理医师进行深入讨论，并将内镜所见与病理学所见进行对比。同

时根据病变情况设定包含治疗时机的复查间隔时间，将内镜像变化及再活检结果进行综合判断做为病变诊断的基础。

鉴于活检组织诊断 2 类的病变是癌或腺瘤的肿瘤性病变的频度较高，必须尽可能避免患者再次评估的脱落。因内镜检查而引发的并发症最终负责人是内镜医师，应注意临床处理的充分准备，因此本研究将不进行复查的 9 例 2 类病变排除在了研究对象之外，同时排除了合并其他内脏器官的进行性癌和其他严重并发症的病例。

结语

笔者研究了 M-NBI 在胃活检组织诊断 2 类病变的临床诊断价值，介绍了胃常规内镜检查中 M-NBI 活用的病例。活检诊断 2 类的情况下原则上需复查，在复查前应该研究被诊断为 2 类的原因，并首先考虑对上述原因的临床解决办法。M-NBI 诊断的 Grade 分级（确信度）被证实在临床上具有价值，如果高确信度能诊断出癌症，则患者不需反复进行内镜检查和组织活检，并可以选择 ESD 这种诊断性治疗方式作为临床的处理措施加以应用。

参考文献

[1] 日本胃癌学会(编). 胃癌取扱い規約, 第 14 版. 金原出版, 2010
[2] 八尾隆史. 新しい胃生検 Group 分類の運用. 胃と腸 47:159-164, 2012
[3] 鼻岡昇, 飯石浩康, 上堂文也, 他. 内視鏡の経過観察症例からみた新旧分類における Group Ⅱ・Group 2 病変の問題点. 胃と腸 47:165-172, 2012
[4] 藤崎順子, 吉澤奈津子, 山本智理子, 他. 新旧分類での Group 2 病変の内視鏡再検, 追跡結果の検討. 胃と腸 47:174-185, 2012
[5] 海崎泰治, 細川治, 宮永太門, 他. 胃生検 "indefinite for neoplasia, Group 2" 診断症例の臨床病理学的検討. 胃と腸 47:187-195, 2012
[6] 小野寺正征, 中嶋安帰, 高橋俊介, 他. Group 2 と診断されている症例の実態—検査センターの立場から. 胃と腸 47:196-202, 2012
[7] 丸山保彦, 甲田賢治, 景岡正信, 他. 生検で Group Ⅱ のため経過観察され悪性サイクルを呈した 0-Ⅱc 型早期胃癌の 1 例. 胃と腸 47:240-248, 2012
[8] Yao K, Anagnostopoulos GK, Ragunath K. Magnifying endoscopy for diagnosing and delineating early gastric cancer. Endoscopy 41: 462-467, 2009
[9] Ezoe Y, Muto M, Uedo N, et al. Magnifying narrow band imaging is more accurate than conventional white-light imaging in diagnosis of gastric mucosal cancer. Gastroenterology 141:

2017–2025, 2011

[10] Yao K, Doyama H, Gotoda T, et al. Diagnostic performance and limitations of magnifying narrow-band imaging in screening endoscopy of early gastric cancer : a prospective multicenter feasibility study. Gastric Cancer 17;669–679, 2014

[11] 八尾建史, 金光高雄, 長浜孝, 他. 胃癌の病理に迫る胃拡大内視鏡診断の進歩. 臨消内科 30:235–244, 2015

[12] Doyama H, Yoshida N, Tsuyama S, et al. The "white globe appearance"(WGA) : a novel marker for a correct diagnosis of early gastric cancer by magnifying endoscopy with narrow-band imaging(M–NBI). Endosc Int Open 3 ; E120–124, 2015

[13] Yoshida N, Doyama H, Nakanishi H, et al. White globe appearance is a novel specific endoscopic marker for gastric cancer : A prospective study. Dig Endosc 28:59–66, 2016

[14] Fujiwara S, Yao K, Nagahama T, et al. Can we accurately diagnose minute gastric cancers(≤5mm)? Chromoendoscopy(CE) vs magnifying endoscopy with narrow band imaging(M–NBI). Gastric Cancer 18;590–596, 2015

[15] 伴慎一. 胃型形質の低異型度分化型胃癌の生検診断における問題点. 胃と腸 53:17–27, 2018

[16] 河内洋, 岡本直子, 吉田達也, 他. 横這型胃癌の臨床病理学的特徴. 胃と腸 45:1203–1211, 2010

[17] 小林正明, 橋本哲, 水野研一, 他. 内視鏡拡大観察は形質発現を予測可能か. 胃と腸 53:69–80, 2018

[18] 金光高雄, 八尾建史, 高橋晴彦, 他. 胃型形質の純粋超高分化腺癌の拡大内視鏡診断. 胃と腸 53:43–59, 2018

[19] 土山寿志, 吉田尚弘, 辻重継, 他. 胃十二指腸:精密検査 ; 量的診断(staging)NBI を中心に. 消内視鏡 29:2170–2177, 2017

Summary

Pre-biopsy Diagnosis Using Magnifying Narrow Band Imaging for Group 2 Gastric Lesions Diagnosed from Biopsy Specimens

Hisashi Doyama[1], Hiroyoshi Nakanishi,
Teppei Masunaga, Naohiro Yoshida,
Shigetsugu Tsuji, Kenichi Takemura,
Kazuyoshi Katayanagi[2], Hiroshi Kurumaya,
Hiroshi Minato

According to the 14th edition of the Japanese Classification of Gastric Carcinoma, a Group 2 biopsy diagnosis is defined as indefinite for neoplasia, including regenerative atypia, adenoma, and carcinoma. Endoscopic reexaminations are therefore necessary for the diagnosis of Group 2 gastric lesions, prior to which it is necessary to review endoscopic images and biopsy specimens, including deep cutting and immunostaining. Such reviews must be accompanied with careful discussion between endoscopists and pathologists. Furthermore, considering the pre-biopsy diagnosis using magnifying narrow band imaging for Group 2 gastric lesions in this study, ESD as a diagnostic treatment is acceptable as one of first clinical support for the gastric lesions.

[1] Department of Gastroenterology, Ishikawa Prefectural Central Hospital, Kanazawa, Japan
[2] Department of Diagnostic Pathology, Ishikawa Prefectural Central Hospital, Kanazawa, Japan

1mm以下超微小胃癌的相关研究

藤田 泰子[1]

上杉 宪幸

岸本 光夫[2]

山田 范幸[1]

永冢 真

杉本 亮

川崎 启祐[3]

松本 主之

土肥 统4)

镰田 和浩

内藤 裕二

柳泽 昭夫[2, 5]

菅井 有[1]

摘要●目的：本研究将超微小胃癌（1mm以下）与微小胃癌（大于1mm，小于5mm）及非微小胃癌（大于5mm）进行了比较。材料和方法：以超微小胃癌24例、微小胃癌35例、非微小胃癌101例为研究对象，收集临床病理资料，通过免疫组织化学染色分析黏液形质（MUC5AC，MUC6，MUC2，CD、CDX2、p53和β-catenin的表达，对MLH-1的表达状态进行研究。结果：超微小胃癌中p53过表达的病例明显增多，非微小胃癌中出现β-catenin核内积蓄的病例多，不过，MLH-1表达状态在3组间没有差异。结论：超微小胃癌的p53信号通路异常活化，与内镜下切除的1mm大小左右的病变不同。Wnt信号通路系统伴随癌症的发生发展而出现异常积聚，而错配修复基因可能在癌症发生的初期阶段就已经出现了异常。

关键词　超微小胃癌　微小胃癌　黏液性质　肿瘤分级　P53过表达

[1] 岩手医科大学医学部病理学系；　邮编020-8505 盛冈市内丸19-1
　　E-mail : fujitaya@iwate-med.ac.jp
[2] 京都府立医科大学大学院医学研究科人体病理学教研室
[3] 岩手医科大学医学部内科学讲座消化内科消化道分部
[4] 京都府立医科大学大学院医学研究科消化内科学教研室
[5] 京都第一红十字医院病理科

前言

　　胃癌居日本恶性肿瘤发病率及死亡率的前列[1]，迫切需要阐明其发病机制。关于胃癌发生的相关研究很多，但是对于胃癌发生初期的疾病状态，还没有进行充分的探讨。原因之一是，胃癌没有类似大肠腺瘤那样明确的癌前病变。胃癌发生与腺癌发生过程假说（adenoma carcinoma sequence）不同，并不一定经过癌前病变发展成癌这种恶性肿瘤发生途径。因此，与胃癌发生初期状态接近的微小胃癌（5mm以下胃癌）的相关研究，已成为当前的研究热点[2-4]。

　　关于胃微小癌的研究，最初由中村等[2]在对手术切除标本进行连续切片的过程中作为偶发癌进行了研究，并将其定义为最大直径5mm以下的胃癌。这是参考手术切除标本进行组织病理切片时一般采用5～6mm的厚度制定的。关于更小的胃癌，泷泽等[3]对手术切除标本中3mm以下的癌进行了研究，这是由于近年来以日本为中心对早期胃癌进行了大量的内镜治疗，内镜切除标本的组织切片厚度可达2～3mm，因此能够发现更微小的癌。另外，通过对内镜切除标本进行分析，可以在比手术标本更局限的范围内，保证微小癌标本完整的出现在切片层面内。

　　因此，笔者们通过使用内镜切除标本，研究比微小胃癌还小的、直径1mm以下的超微小癌，

表1	肿瘤分级的组织学特征

低级别
- 细胞核呈短纺锤形或卵圆形，核染色质增多的程度为中度到高度
- 细胞核位于基底部，重叠性从轻度到中等度
- 肿瘤腺管的形态为管状，一部分为乳头状，可见混合的小型腺管、扩张腺管等成分
- 病变内肿瘤腺管的形态呈多样性
- 肿瘤腺管间质的含量不固定（含量较少的情况多见）

高级别
- 细胞核明显肿大，核重叠化频繁，核分裂像也很多
- 腺管形态不规则或呈复杂结构
- 细胞核呈类圆形时，核染色质明显增多，腺管结构不规则

与 1mm 以上的癌进行比较，以明确胃癌发生初期的状态和发展方式为目的，开展了相关研究。

材料和方法

1. 临床病理学资料

收集 2008 年 1 月至 2017 年 11 月间，通过内镜切除获得的 1mm 以下的超微小胃癌 24 例，大于 1mm 且小于 5mm 的微小胃癌 35 例，及大于 5mm 的非微小胃癌 101 例，研究对象共计 160 例，切除标本用 10% 的中性福尔马林溶液固定，以 2 ~ 3mm 的间隔切开标本，石蜡包埋后切成 3μm 厚度的薄切片，通过 HE 染色进行评价，典型切片进行免疫组织化学染色分析。

临床病理学资料根据"胃癌处理规则第 15 版"[5] 进行分析，将病变部位分为上部（U），中部（M），下部（L）及术后胃，大体分型分为隆起型（0-Ⅰ型及 0-Ⅱa 型），平坦型（0-Ⅱb 型），凹陷型（0-Ⅱc 型及 0-Ⅲ型）及存在 2 个以上大体分型的混合型，将组织型分为分化型（pap, tub1 及 tub2）和未分化型（por 和 sig），将黏膜浸润深度分为黏膜内〔pT1a（M）〕及黏膜下层〔pT1b（SM）〕进行讨论。此外，分析有无脉管侵袭（Ly 或 V），结合菅井等[6] 的诊断标准（表 1）对肿瘤恶性程度进行低和高级别的分级。

2. 免疫组织化学染色及评价方法

免疫组织化学染色使用自动免疫装置（Dako EnVision 系统, Agilent Technologies 公司），一抗包括 MUC5AC（CLH2, Leica Biosystems 公司），MUC6 （CLH5，Leica Biosystems 公司），MUC2（Ccp58, Leica Biosystems 公司），CD10（56C6, Agilent Technologies 公司），CDX2（DAK-CDX2, Agilent Technologies 公司），p53（DO-7, Agilent Technologies 公司），β-Catenin（β-Catenin-1, Agilent Technologies 公司），MLH-1（ES05, Agilent Technologies 公司）。

关于黏液性质的判断，以 MUC5AC、MUC6、MUC2、CD10 在 10% 以上的肿瘤细胞中表达判断为阳性，参照 Yao 等[7] 的评价标准，分为①胃型、②肠型、③混合型、④不能分类型共 4 种类型。CDX2、p53 及 β-catenin 则分别呈弥漫性核内阳性、过表达及核内积聚。MLH-1 与背景非肿瘤细胞相对照，分为肿瘤细胞核内阳性表达或减弱消失。

3. 统计学分析

采用统计软件 R version 3.3.2 进行统计分析，年龄通过 Kruskal-Wallis 法进行分析，其他指标通过 Fisher 确切概率进行分析，多组间比较使用 Bonferroni 法，将 $P<0.05$ 设为有统计学意义。

结果

1. 临床病理学资料的分析

超微小胃癌 24 例，微小胃癌 35 例和非微小胃癌 101 例临床病理资料的分析结果如表 2、图 1 所示。虽然年龄上没有明显差别，但在微小胃癌与非微小胃癌对比中，前者的女性患者多见（$P<0.01$）。超微小胃癌在胃中部（M）最容易发生，大

表2 超微小胃癌、微小胃癌及非微小胃癌的临床病理资料分析

	超微小胃癌	微小胃癌	非微小胃癌	P 值
病例数	24	35	101	
年龄中位数(范围)	71(60~83)岁	72(52~86)岁	72(49~88)岁	n.s.
性别				0.008
男	18(75.0%)	19(54.3%)	82(81.2%)	
女	6(25.0%)	16(45.7%)	19(18.8%)	
部位				<0.001
上部(U)	0	1(2.9%)	20(19.8%)	
中部(M)	18(75.0%)	10(28.6%)	24(23.8%)	
下部(L)	5(20.8%)	24(68.6%)	57(56.4%)	
手术后胃	1(4.2%)	0	0	
大体分型				<0.001
隆起型	3(12.5%)	25(71.4%)	61(60.4%)	
平坦型	20(83.3%)	2(5.7%)	1(1.0%)	
凹陷型	1(4.2%)	8(22.9%)	29(28.7%)	
混合型	0	0	10(9.9%)	
组织类型				n.s.
分化型	24(100%)	34(97.1%)	101(100%)	
未分化型	0	1(2.9%)	0	
浸润深度				<0.001
pT1a(M)	24(100%)	35(100%)	82(81.2%)	
pT1b(SM)	0	0	19(18.8%)	
脉管侵袭				n.s.
有	0	0	10(9.9%)	
没有	24(100%)	35(100%)	91(90.1%)	
肿瘤级别				n.s.
低	11(45.8%)	24(68.6%)	54(53.5%)	
高	13(54.2%)	11(31.4%)	47(46.5%)	

n.s.=无统计学差异。

体分型中平坦型居多($P< 0.01$)。pT1b(SM)浸润深度在非微小胃癌病例中最多($P< 0.05$)。而超微小胃癌全部为分化型，浸润深度全部为 pT1a(M)，不伴脉管侵袭。

2. 免疫组织化学分析

免疫组织化学染色结果**表3** 及**图2**所示，黏液性质、CDX2 及 MLH-1 的表达状态，在超微小胃癌、微小胃癌及非微小胃癌组无明显差异，与微小胃癌中（5/35，14.3 %），非微小胃癌（28/101，27.7%）的 p53 的过表达率相比，超微小胃癌（16/24，66.7 %）中的表达显著增多（$P< 0.01$）。另一方面，在 β-catenin 的核内积聚上，与超微小胃癌（1/24，4.2 %），微小胃癌（0/35）相比，非微小胃癌（57/101，56.4%）中显著增多（$P< 0.01$）。

对典型的超微小胃癌进行免疫组织化学染色可将相应的组织病理学所见（胃型：**图3**，肠型：**图4**，混合型：**图5，6**）及胃型超微小胃癌 KOTO[8] 法

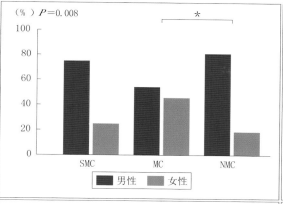

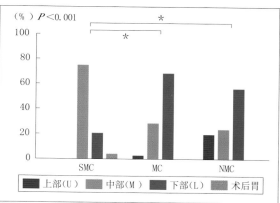

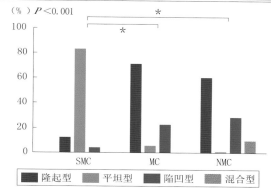

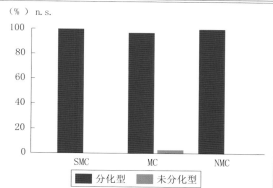

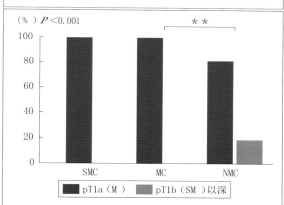

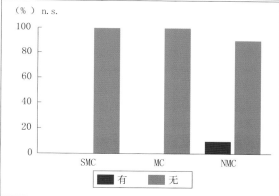

图1 微小胃癌、微小胃癌与非微小胃癌临床病理资料的分析。*:$P < 0.01$,**:$P < 0.05$, n. s.=not significant.

a	b
c	d
e	f
	g

a 性别。
b 发生部位。
c 大体分型。
d 组织类型。
e 浸润深度。
f 脉管侵袭。
g 肿瘤分级。

SMC：super-minute gastric cancer（超微小胃癌），MC：minute gastric cancer（微小胃癌），NMC：non-minute gastric cancer（非微小胃癌）。

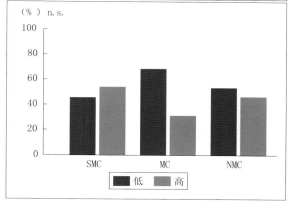

表3 超微小胃癌、微小胃癌及非微小胃癌免疫组织化学分析

	超微小胃癌	微小胃癌	非微小胃癌	*P*值
病例数	24	35	101	
黏液性质				n.s.
胃型	5(20.8%)	6(17.1%)	31(30.7%)	
肠型	8(33.3%)	12(34.3%)	25(24.8%)	
混合型	11(45.8%)	16(45.7%)	42(41.5%)	
不能分类型	0	1(2.9%)	3(3.0%)	
CDX2				n.s.
阳性	20(83.3%)	32(91.4%)	76(75.2%)	
阴性	4(16.7%)	3(8.6%)	25(24.8%)	
p53				<0.001
过表达	16(66.7%)	5(14.3%)	28(27.7%)	
无过表达	8(33.3%)	30(85.7%)	73(72.3%)	
β-catenin				<0.001
核内积聚	1(4.2%)	0	57(56.4%)	
无核内积聚	23(95.8%)	35(100%)	44(43.6%)	
MLH-1				n.s.
消失	1(4.2%)	4(11.4%)	9(8.9%)	
表达	23(95.8%)	31(88.6%)	92(91.1%)	

n.s.=无统计学差异。

的实体显微镜所见进行对比（**图3k，l**）。

3. 超微小胃癌的表层组织及背景黏膜所见

超微小胃癌病例的一般情况详见**表4**。与肿瘤相邻的背景黏膜的固有腺体多为幽门腺（15/24，62.5%），多数病例伴肠上皮化生（22/24，91.7%）。另外，超微小胃癌的大部分为偶发癌（19/24，79.1%），经内镜发现的5例病变中，发现了黏膜不整规、退色隆起、平坦发红、发红凹陷等肿瘤表现。多数病变（20/24，83.3%）在黏膜表面可见肿瘤细胞（**图7a～d**），但黏膜表层缺乏腺管密度的上升，表现出上皮置换样的病变发生方式（**图7a，b**），也极少向黏膜表面突出（**图7b，c**），此类病变较为多见，属于偶发癌；另一方面，伴随黏膜表层腺管密度的上升，在黏膜表面可见肿瘤的突出（**图7d**），是内镜易于发现的病变类型。

讨论

到现在为止，在胃癌发生的相关研究中，一般选择5mm以下的微小胃癌，作为胃癌发生初期病变状态的代表进行分析[2-4]。但随着内镜的发展和普及，诊断5mm左右的微小癌的机会变多，才有了进一步探讨此类微小胃癌的机会。因此，为了明确胃癌的发生初期阶段的疾病特征，笔者通过内镜的切除标本，对1mm以下的超微小胃癌进行分析。

1mm以下的超微小胃癌，在胃中部经常发生，这次研究的超微小胃癌多数是偶发癌，而本研究的对象是内镜下的切除标本。另外，与胃下部相比胃中部~胃上部是内镜较难观察的部位[9, 10]，有可能影响到部位的差异性。超微小胃癌的大体分型

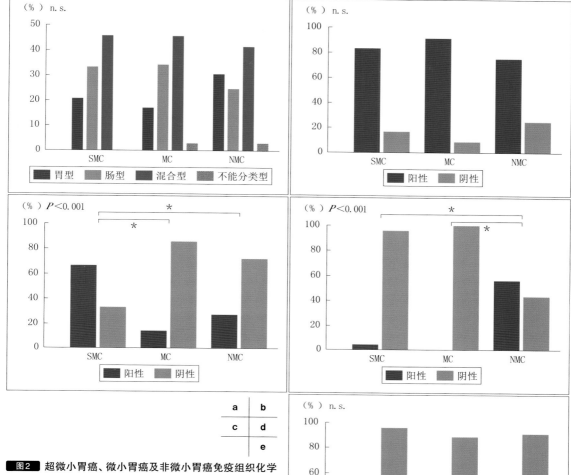

图2 超微小胃癌、微小胃癌及非微小胃癌免疫组织化学结果的分析。＊：$P < 0.01$，n.s. = 无统计学意义。
a 黏液性质。
b CDX2。
c p53 过表达。
d β 核内积聚。
e MLH-1。
SMC : super-minute gastric cancer（超微小胃癌），MC : minute gastric cancer（微小胃癌），NMC : non-minute gastric cancer（非微小胃癌）。

中，平坦型最为多见，具有统计学差异。平坦型被认为是胃癌发生初期的形态特征，但是，在黏膜表面出现肿瘤的频度较高的情况下，平坦型超微小胃癌有可能成为内镜难以发现的原因之一。如果超过 1mm，平坦型所占胃癌大体分型的比例会急剧减少，内镜下表现为隆起和凹陷的病变因而容易被发现。一方面，超微小胃癌的全部病例均为黏膜内癌，不会侵袭脉管，在超微小胃癌阶段，基本没有提示淋巴结转移相关的危险因子[11]。

如超微小胃癌的典型病例所示，即使在 1mm 以下，病灶也已经占据一定区域而存在（**图3 ~ 6**）。病变结构的异型性不明显，但很多病变从细胞的异型性上判断为高级别（**图4，5**），占全部病例的半数以上（13/24，54.2%）。

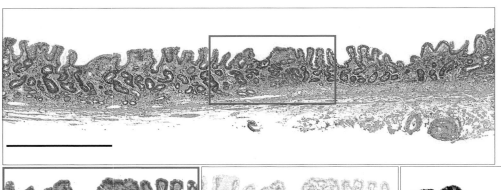

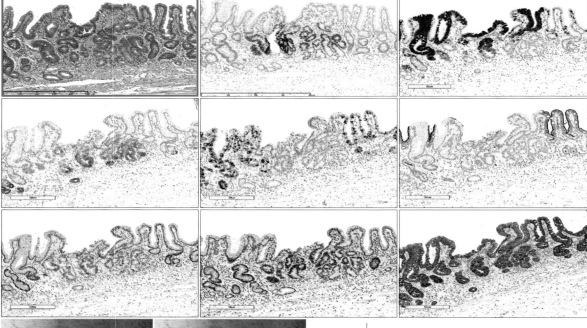

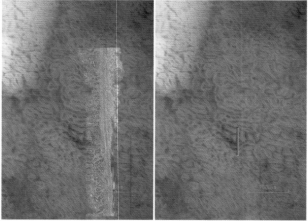

a		
b	c	d
e	f	g
h	i	j
k	l	

图3 超微小胃癌（胃型）组织学与实体显微镜所见。

a HE染色所见（低倍放大）。

b a绿色线框部位的放大所见。

c p53过表达。

d MUC5AC阳性。

e MUC6阳性。

f MUC2阴性。

g CD10阴性。

h CDX2阴性。

i MLH–1表达。

j β–catenin无核内积聚。

k 实体显微镜所见与组织像的对比（根据KOTO法[8]）。

l 实体显微镜所见中的癌症范围（红线）。

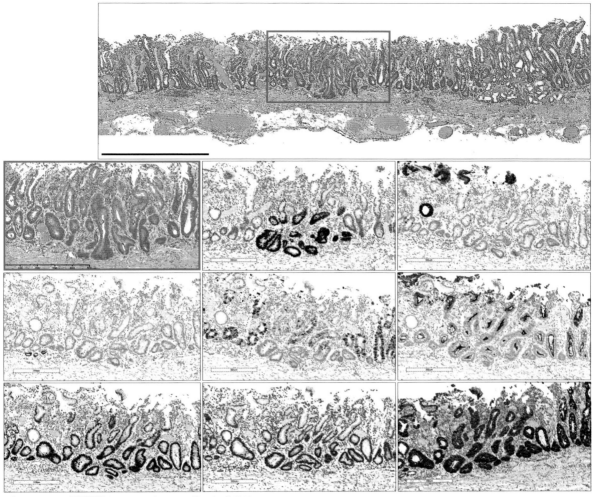

	a	
b	c	d
e	f	g
h	i	j

图4 超微小胃癌（肠型）的组织学所见。

a　HE染色所见（低倍放大）。

b　a绿色线框部位的放大所见。

c　p53过表达。

d　MUC5AC阴性。

e　MUC6阴性。

f　MUC2阳性。

g　CD10阳性。

h　CDX2阳性。

i　MLH-1发现保持。

j　β-catenin无核内积聚。

本研究中最有意思的发现是，超微小胃癌与微小胃癌以及非微小胃癌相比，p53过表达显著增高。p53信号是消化道癌症中异常表达的代表性信号通路之一。众所周知，由于基因异常引起的细胞内信号传导通路的异常在癌症中是不可逆转的。本研究的超微小胃癌、微小胃癌以及非微小胃癌的出现p53过表达的比例与肿瘤的直径大小呈反比，是颇有意思的结果。特别是超微小胃癌，与其他2组相比p53过表达的比例显著地高，超过60%（**图2c**）。

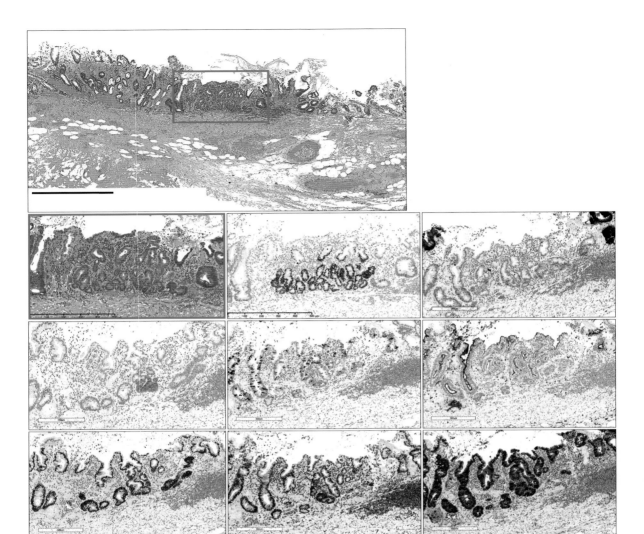

a		
b	c	d
e	f	g
h	i	j

图5 超微小胃癌(混合型)的组织病理学所见①。

a　HE染色所见(低倍放大)。
b　a绿色线框部位的放大像。
c　p53过表达。
d　MUC5AC阴性。
e　MUC6部分阳性。
f　MUC2阳性。
g　CD10阳性。
h　CDX2阳性。
i　MLH-1表达。
j　β-catenin无核内积聚。

　　另一方面，笔者等[12]过去的研究表明，手术切除标本中胃癌 p53 过表达出现的比例为 56.4%（62 / 110）接近本研究中的超微小胃癌组的水平。本研究采用了内镜的切除标本，研究对象多为具有内镜切除适应证的病变。从超微小胃癌类似于既往报道的手术标本中水平来看[12]，超微小胃癌也许是适宜手术的浸润癌的前一阶段的病变。此外，微小胃癌组内的病例之间也有明显的差异，有

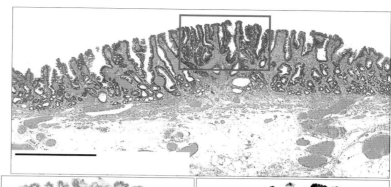

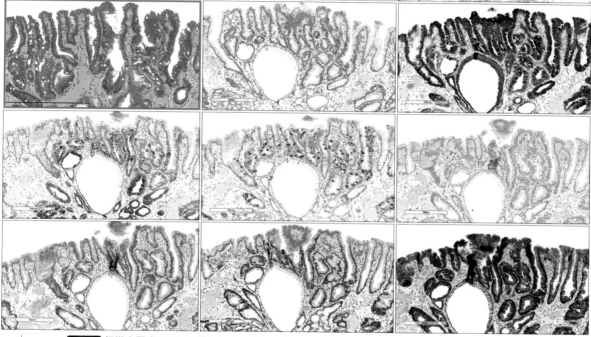

	a	
b	c	d
e	f	g
h	i	j

图6 超微小胃癌(混合型)的组织病理学所见②。

a HE染色所见(低倍放大)。
b a绿色线框部位的放大像。
c 无p53过表达。
d MUC5AC阳性。
e MUC6阳性。
f MUC2阳性。
g CD10阴性。
h CDX2弱阳性。
i MLH-1表达。
j β-catenin无核内积聚。

的病变在肿瘤直径很小时就出现浸润癌性成分,因此推测小型进行性癌的前驱病变存在于超微小胃癌群中。发现小型进行癌前体病变在临床上非常重要,通过研究发现1mm以下的超微小胃癌,对及早发现、治疗有浸润倾向的高度恶性的癌有很大的帮助。但现在超微小胃癌的大部分是偶发癌,具有内镜下难以发现的病变形态,因此期待随着今后内镜设备的进步,能够发现更微小的胃

表4 超微小胃癌病例的详细介绍

	超微小胃癌		超微小胃癌
病变例数	24(100%)	发现时所见	
肿瘤相邻的背景黏膜		偶发癌	19(79.1%)
胃底腺	2(8.3%)	黏膜不整	2(8.3%)
幽门腺(含假幽门腺)	15(62.5%)	褪色隆起	1(4.2%)
仅限肠道皮化生(无固有胃腺)	7(29.2%)	平坦发红	1(4.2%)
相邻背景黏膜的肠上皮化生有无		发红陷阱	1(4.2%)
完全型	13(54.2%)	黏膜表面出现肿瘤	
不完全型	9(37.5%)	有	20(83.3%)
无	2(8.3%)	无	1(4.2%)
		无法评价	3(12.5%)

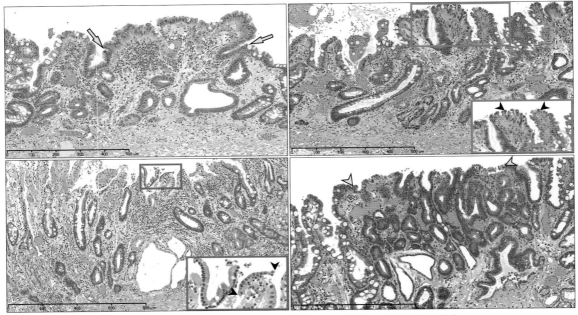

a	b
c	d

图7 超微小胃癌的表层组织学所见。a ~ c是偶发癌，d是通过内镜所见发现的癌。

a 肿瘤裸露在黏膜表面（黄色箭头之间）但尚无肿瘤裸露部腺管密度增高，黏膜表面呈上皮置换样的发展。

b 肿瘤在黏膜表面仅少量露出（黑色箭头之间），周围是与非肿瘤腺管形态类似的腺管，考虑为上皮置换样的发展（右下角插入的是蓝色线框部位的放大所见）。

c 表层的黏膜上皮广泛剥离、脱落，脱落，但黏膜表面残留的部分上皮确诊为肿瘤（黑箭头之间，右下角插入的是绿色线框部位的放大所见）。

d 比周围腺管密度高的肿瘤腺管增殖，在黏膜表面露出（黄色箭头之间）。

癌。另外，通过病理学检查收集病例，提取出超微小胃癌的特征，并追溯其内镜诊断，也有助于对超微小胃癌的发现。

β-catenin 在细胞核内的积聚一般意味着 Wnt 信号通路的活性化[13]。本研究中，β-catenin 胞核内积聚的现象在 5 mm 以上的肿瘤中发生的概率较高，胃癌中 Wnt 信号通路活化，在肿瘤发生发展过程中异常积累，随着肿瘤大小的增加，

Wnt 信号通路异常活化的可能性也增大。

MLH-1 的消失提示微卫星不稳定（microsatellite instability，MSI）型胃癌，其在超微小胃癌、微小胃癌及非微小胃癌中的出现频率没有明显差别。这表明 MSI 型胃癌从肿瘤发生初期开始，无论肿瘤的大小都存在一定的表达比例。同时，在笔者等[12]既往的研究中，包括进行性癌症在内的胃分化型腺癌中，MSI 型胃癌的比例为 13.6%（15/110），与本研究的结果类似。换言之，MSI 型胃癌从发生较早的阶段就引发了 MLH-1 等错配修复基因的异常。

结语

此次笔者对超微小胃癌、微小胃癌及非微小胃癌的临床病理特征进行了分析。超微小胃癌中，p53 的过表达比例明显高于其他组，与既往报道的[12]的手术标本中的发现频率相似，提示含有进行性癌或恶性度高的肿瘤的可能。Wnt 信号伴随癌症的发生发展而异常积聚，而错配修复基因的异常从癌症发生初期就开始出现。

参考文献

[1] 最新がん統計：がん情報サービス, 国立がん研究センター. http://ganjoho.jp/reg_stat/statistics/stat/summary.html（2018年8月30日アクセス）
[2] 中村恭一, 菅野晴夫, 高木国夫, 他. 胃癌組織発生の概念. 胃と腸 6:849-861, 1971
[3] 滝澤登一郎, 小池盛雄. 病理形態学における微小胃癌—胃癌の組織発生再考. 胃と腸 23:791-800, 1988
[4] 上杉憲幸, 菅井有, 織笠俊輔, 他. 微小胃癌の病理—分化型微小胃癌の臨床病理学的および分子病理学的特徴. 胃と腸 48:794-808, 2013
[5] 日本胃癌学会（編）. 胃癌取扱い規約, 第15版. 金原出版. 2017
[6] 菅井有, 幅野渉, 上杉憲幸, 他. 胃腺腫と腫瘍グレードに基づいた分化型黏膜内胃癌の臨床病理学的および分子病理学的解析. 胃と腸 47:203-216, 2012
[7] Yao T, Tsutsumi S, Akaiwa Y, et al. Phenotypic expression of colorectal adenocarcinomas with reference to tumor development and biological behavior. Jpn J Cancer Res 92:755-761, 2001
[8] Fujita Y, Kishimoto M, Dohi O, et al. How to adjust endoscopic findings to histopathological findings of the stomach : a "histopathology-oriented" correspondence method helps to understand endoscopic findings. Gastric Cancer 21:573-577, 2018
[9] Kato M, Asaka M. Recent knowledge of the relationship between Helicobacter pylori and gastric cancer and recent progress of gastroendoscopic diagnosis and treatment for gastric cancer. Jpn J Clin Oncol 40:828-837, 2010
[10] Kim HH, Cho EJ, Noh E, et al. Missed synchronous gastric neoplasm with endoscopic submucosal dissection for gastric neoplasm : experience in our hospital. Dig Endosc 25:32-38, 2013
[11] 日本胃癌学会（編）. 胃癌治療ガイドライン, 第5版. 金原出版, pp 20-24, 2018
[12] Uesugi N, Sugai T, Sugimoto R, et al. Clinicopathological and molecular stability and methylation analyses of gastric papillary adenocarcinoma. Pathology 49:596-603, 2017
[13] Ogasawara N, Tsukamoto T, Mizoshita T, et al. Mutations and nuclear accumulation of beta-catenin correlate with intestinal phenotypic expression in human gastric cancer. Histopathology 49:612-621, 2006

Summary

Clinicopathological and Immunohistochemical Characteristics of Super-minute Gastric Adenocarcinomas

Yasuko Fujita[1], Noriyuki Uesugi, Mitsuo Kishimoto[2], Noriyuki Yamada[1], Makoto Eizuka, Ryo Sugimoto, Keisuke Kawasaki[3], Takayuki Matsumoto, Osamu Dohi[4], Kazuhiro Kamada, Yuji Naito, Akio Yanagisawa[2, 5], Tamotsu Sugai[1]

Background and aims : This study aimed to clarify the clinicopathological and immunohistochemical characteristics of SMCs (super-minute gastric cancers) (diameter, ≤1mm) as the earliest gastric cancer that can be investigated.

Material and methods : Twenty-four SMC lesions and 35 MC (minute gastric cancer) lesions (diameter, >1mm and ≤5mm, respectively) as well as 101 NMC (non-minute gastric cancer) lesions (diameter, >5mm) resected by endoscopy were examined. We investigated their clinicopathological characteristics and performed immunohistochemical analyses to assess mucin phenotype, CDX2, p53, beta-catenin, and MLH-1.

Results : Immunohistochemically, most SMCs demonstrated significant overexpression of p53. Contrarily, nuclear accumulation of beta-catenin was statistically significant in NMCs. Loss of MHL-1 expression was not statistically significant among the three groups.

Conclusions : SMCs may differ from MCs and NMCs in terms of an abnormal p53 pathway. Moreover, aberrations in the Wnt pathway are accumulated during tumor progression, and abnormalities of mismatch repair genes occur in the early phase of cancer development.

[1] Department of Molecular Diagnostic Pathology, School of Medicine, Iwate Medical University, Morioka, Japan
[2] Department of Surgical Pathology, Kyoto Prefectural University of Medicine, Kyoto, Japan
[3] Division of Gastroenterology, Department of Internal Medicine, School of Medicine, Iwate Medical University, Morioka, Japan
[4] Department of Molecular Gastroenterology and Hepatology, Graduate School of Medical Science, Kyoto Prefectural University of Medicine, Kyoto, Japan
[5] Department of Pathology, Japanese Red Cross Kyoto Daiichi Hospital, Kyoto, Japan

主题病例

A 型胃炎

丸山 保彦[1]
吉井 重人
景冈 正信
大畠 昭彦
寺井 智宏
青山 春奈
山本 晃大
星野 弘典
青山 弘幸
矢野 庄悟
甲田 贤治[2]
安田 和世
佐藤 祐一[3]
寺尾 秀一[4]
八板 弘树[5]
春间 贤[6]

摘要● 作为 A 型胃炎的放大内镜的特征性所见，笔者提出了"脱壳"（CSA）和白色球形外观（WGA）的概念。CSA 是笔者针对常规内镜观察中高度萎缩黏膜，命名的胃体部小弯侧 NBI 联合放大内镜观察中，发现腺管开口部位中央区黏膜脱落、而周围的网状毛细血管残留的现象，内镜下所见呈"脱壳"状。在相应组织活检中，黏膜残留的网状血管深层的胃底腺炎症明显，而胃小凹上皮炎症较少，腺管开口部位不清晰，考虑由胃底腺萎缩导致全部胃小凹变浅所致。此外，在 A 型胃炎的内镜所见中，也经常观察到 WGA 的存在。如果 A 型胃炎胃底腺高度萎缩、同时胃小凹上皮发生肠上皮化生，则黏膜呈现出与 B 型胃炎类似的萎缩表现。CSA 是该疾病进程前一阶段观察到的内镜下表现，因此具有一定的预见性。

关键词 A型胃炎 放大内镜 脱壳现象 脱壳表现CSA（cast-off skin appearance） 白色球形外观WGA（white globe appearance）

[1] 藤枝市立综合医院消化内科 8195; 邮编 426-867 藤枝市骏河台 4 丁目 1-11
　E-mail : yasu-maruyama@hospital.fujieda.shizuoka.jp
[2] 藤枝市立综合医院病理科
[3] 新泻县立吉田医院内科
[4] 加古川中央市民医院消化内科
[5] 松山红十字医院肠胃中心
[6] 川崎医科大学综合医疗中心

前言

A 型胃炎是由抗壁细胞抗体和抗内因子抗体引发的胃体部黏膜损伤性的自身免疫性胃炎，由 Strickland 和 Mackay[1] 在 1973 年提出。近年来也作为与自身免疫性甲状腺疾病合并的自体免疫多腺症候群（autoimmune polyglandular syndrome, APS）的 3B 型进行过论述和报道。与幽门螺杆菌（Helicobacter pylori）感染相关、萎缩从幽门部向近端胃体进展的 B 型胃炎比较，在 A 型胃炎的内镜所见中，胃窦部的炎症和萎缩较少而胃体部明显，表现为"逆萎缩"。A 型胃炎的放大内镜所见的相关报告很少，还没有达成相关的共识，笔者通过报告本院 A 型胃炎放大内镜所见中的典型病例，将本院的相关经验做一讨论。

病例

［病例 1］女性，40 余岁。
主诉 : 无不适。
家族史·既往史 : 无。
内服药 : 无。
现病史 : 3 年前在内镜检查中诊断为萎缩性

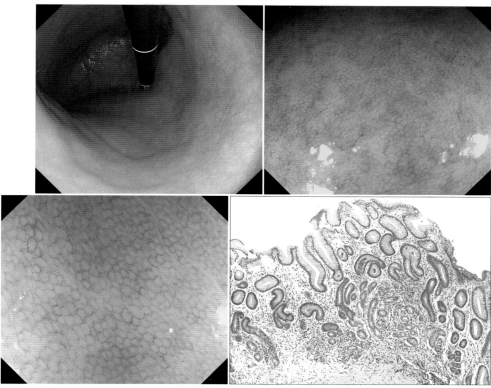

a	b
c	d

图1 [病例1] 女性，40岁余。表现为CSA的病例。

a 常规内镜观察下的胃体部小弯侧的仰视所见。可见黏膜血管，诊断为明显萎缩。

b 同一部位的NBI低倍放大所见。可见相对完整的网状血管。

c 同一部位的NBI放大内镜所见。非萎缩胃底腺黏膜的网状血管中央可见腺管开口部位不明显的"脱壳"表现（cast–off skin appearance, CSA）。

d 图c所示部位的组织活检所见（HE染色）。胃底腺萎缩的胃小凹上皮和胃底腺的高度大致为1：1。整体而言，胃小凹变浅。与黏膜深部比较，炎症细胞在黏膜浅层的浸润较强，与胃小凹上皮侧相比，在胃底腺侧的炎症细胞浸润较强。

胃炎，为观察疾病进程而来院就诊。

体格检查：除结膜苍白外，无其他异常发现。

实验室检查：RBC $373\times10^4/mm^3$，Hb 9.6g / dl，MCV 82.8，Plt $28.6\times10^4/mm^3$，Fe $20\mu g/dl$，纤维素 4.2ng/ml，维生素 B_{12} 468pg/dl，胃泌素 1100pg/dl，抗胃壁细胞抗体 320 倍升高，抗内因子抗体（−），幽门螺杆菌抗体<3U/ml，胃蛋白酶原（pepsinogen, PG）Ⅰ 18.2ng/ml，胃蛋白酶原 PGⅡ 15.0ng/ml，PGⅠ/Ⅱ比值为 0.5。

内镜所见：胃窦部黏膜无炎症和萎缩，胃体部小弯及大弯可见血管，黏膜皱襞消失，确诊为黏膜全周性的显著性萎缩。常规内镜观察时胃体部黏膜皱襞所见如**图1a**所示。同一部位的窄带成像技术（narrow band imaging, NBI）的低倍放大所见（**图1b**）中，发现较为规则的网状血管中央出现非萎缩胃底腺黏膜腺管开口部位（crypt opening, CO）不清晰。

组织病理学所见：**图1c**所示部位组织活检的HE染色如**图1d**所示。胃底腺的壁细胞消失，胃底腺萎缩，胃小凹上皮和胃底腺的高度1：1，全部胃小凹变浅。与黏膜浅层相比，单核和浆细胞等炎症细胞在黏膜深部的浸润程度高，胃底腺炎症程度强与胃小凹上皮。同时进行的胃体部组织活检的铬粒蛋白A和肉松蛋白染色证实了内分泌细胞微巢（endocrine cell micronest, ECM）的存在。

[**病例2**] 女性，60余岁。

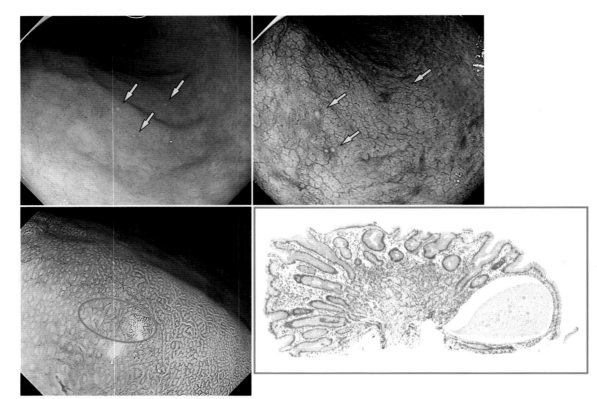

|a|b|
|c|d|

图2 [病例2] 60岁余，女性。WGA的典型病例。
　a　常规内镜观察下的胃体部小弯侧黏膜的仰视所见。萎缩黏膜中散布着白色小隆起（黄色箭头）。
　b　色素喷洒所见。小隆起病灶更为明显（黄色箭头）。
　c　NBI扩大像。可见WGA（蓝色圆圈所示部位）。
　d　c蓝色圆圈内病灶的组织活检所见（HE染色）。组织右侧可见充满颗粒状碎片（intra-glandular debris）的扩张腺管。

主诉：无不适。

家族史・既往史：无。

口服药：Zillah S（チラチャン S）（REBOCHIRO-KITARIN（レボチロキタリン））。

现病史：近期在对甲状腺功能低下症的治疗中，通过内镜筛查发现了萎缩性胃炎。血清幽门螺杆菌抗体在3U/ml以下，但因尿素呼气试验（urea breath test，UBT）阳性被诊断为幽门螺杆菌感染性萎缩性胃炎。因一次和二次除菌后UBT结果均未转阴而于我院就诊。

体格检查：无贫血，轻度眼球突出，甲状腺双叶轻度肿大，胸腹部未见异常。

实验室检查：RBC $446×10^4$/mm^3，Hb 13.7g/dl，MCV 92.8，Plt $20.5×10^4$/mm^3，Fe 95μg/dl，纤维素41.5ng/ml，维生素B_{12} 224pg/dl，胃泌素3350pg/dl，抗胃壁细胞抗体80倍，抗内因子抗体（-），幽门螺杆菌抗体<3U/ml，UBT 4.9‰，便中幽门螺杆菌抗原（-），PGⅠ6.3ng/ml，PGⅡ9.0ng/ml，PGⅠ/Ⅱ比值为0.7，TSH 4.57μU/ml，FT_3 2.13pg/ml，FT_4 0.93ng/dl。

内视镜所见：常规内镜观察时，胃体部、胃窦部发现了"逆萎缩"现象。胃体部小弯侧的仰视所见（图2a）发现了萎缩黏膜中散布的白色小隆起，通过色素喷洒所见（图2b）进一步明确了病变。小隆起的NBI放大内镜所见如图2c所示。隆起表面的胃小凹结构缺失，可见血管从周围向上隆起的白色球形外观（white globe appearance，WGA）。

组织病理学的所见：**图 2c** 中的 WGA 部分（蓝色圆圈内）组织活检后的 HE 染色所见，扩张的腺管腔中充满了颗粒状碎片（intra-glandular debris）。

讨论

A 型胃炎的内镜所见的特点是以胃体部为主的"逆萎缩"。由抗壁细胞抗体引起的炎症，不仅是含有主细胞的胃底腺，胃体部胃底腺壁细胞也全部被破坏。一般认为炎症初期对胃小凹上皮的影响少，然而炎症的长期存在和蔓延，将引发胃小凹上皮萎缩及肠上皮化生，以及高胃泌素血症和黏膜萎缩为主的神经内分泌瘤（neuroendocrine tumor，NET）相关胃癌的发生[2, 3]。Terao 等[4] 分析了多中心共计 200 多例的 A 型胃炎，报道了胃体部到胃底部粘附的胃液、增生性息肉、胃底部的环状结构等是本病的内镜特征性所见。

临床上 A 型胃炎常因维生素 B_{12} 的缺乏而引发大细胞性贫血，合并恶性贫血的病例也较为常见，如 [病例 1] 中出现铁缺乏性贫血的情况也较多[5]。另外，关于 A 型胃炎的幽门螺杆菌感染的诊断，[病例 2] 中需要注意的是，尽管幽门螺杆菌已经消失，但是 UBT 仍存在假阳性。这是因为粘附胃液中存在着尿素酶产生菌，若未认识到这一点，常判断为除菌失败，从而重复除菌治疗，甚至进行多次除菌治疗而无法"根治"[6]。

A 型胃炎放大内镜所见的相关病例报告很少[5, 7-10]。其内镜下表现也呈多样性，目前尚未达成一致意见。

本文以 A 型胃炎胃体部小弯侧的放大内镜所见为关注点进行报告。由于胃体部小弯侧常规内镜常发现高度萎缩的黏膜，因此预想放大内镜所见在 A-B 分级[11] 中的 B-3 ~ A-2 较多，但实际上与 B-1 级别"类似"的病例更多，关于这种所见和预想的分离，笔者以前也有报道[5]。A-B 分类的 B-1 的定义是"腺管开口部位为圆形（CO），可见其周围的毛细血管，未见集合小静脉"[11]。本文中的内镜下所见（[病例 1]）与 B-1 所见不同的地方是可见网状毛细血管，但其中央的腺管开口部位不清晰。即笔者认为 A 型胃炎的放大内镜特征是"可见网状毛细血管，但其中央的腺管开口部位不清晰"。网状血管围绕正常胃底腺的凹陷形成的腺管开口部位宛如脱落了一样，因此笔者将这一内镜特征命名为"脱壳"表现（cast-off skin appearance，CSA）。虽然只是初步的探讨，但在本院进行 NBI 放大内镜观察的 39 例 A 型胃炎中，在胃体部小弯侧观察到了 B-1 ~ A-2 级的多种萎缩黏膜中，发现了 23 例（59%）存在 CSA 的病变。与之相对，30 例开放型 B 型胃炎患者中有 4 例（13%）发现了胃体部小弯侧存在 CSA。

笔者试图通过组织病理学分析 CSA。网状血管由正常胃部黏膜上多角形的上皮下毛细血管形成有规律的蜂巢形态[12]，存在于胃小凹上皮正下方。胃底腺发生的炎症和萎缩较为明显，对胃小凹上皮的影响很少。因此，很难影响到表层存在的网状血管，因此认为网状血管是可以辨认的。而腺管开口部位变得不清楚的原因，与胃底腺萎缩、胃小凹上皮的高度相对变小、胃小凹整体变浅有关。如胃小凹变浅，内镜下光线就不能到达深处，因此胃小凹腺管开口部位（CO）轮廓在内镜观察下很难被清楚识别。

关于 A 型胃炎的放大内镜下特征，除 Yagi 等报道的特征性胃放大内镜所见为"密切排列的小圆形开口部位和椭圆形开口部位"[7]、"伴圆形开口部位"[8] 等，也有正常网络消失、集合细静脉不规则的报道[9]。与本文提出的 CSA 现象不同，以上都是收集多例患者数据的相关报告。关于 A 型胃炎的诊断，不仅是通过胃底腺的破坏、腺窝上皮的炎症、萎缩、肠上皮化生的程度及是否均匀，还要与组织病理学所见结合的方式来诊断。合并幽门螺杆菌感染的 A 型胃炎病理组织学表现多为非特异性，放大内镜所见也呈多样化。虽然 CSA 在 B 型胃炎中出现的频率很低，但考虑到 A 型胃炎尚缺乏特异性内镜下所见，将其应用于 A 型胃炎的甄别中，也是可行的研究方向之一。

另外，本文对 [病例 2] 中出现的白色小隆起样病变进行了描述。白色小隆起不出现在胃窦部，大多出现在胃体部小弯~胃底部的范围内。病理组

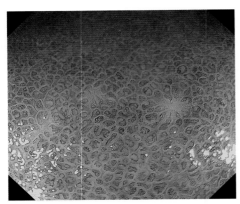

图3 参考病例。与白色小隆起类似部位的 NBI 扩大像。比 WGA 的高度小、平坦且边缘为棘状，组织活检的病理所见总常会发现淋巴细胞的聚集。

织学所见为颗粒状碎片（intra-glandular debris），与 Doyama 等[13] 报道的 WGA 所见相同。由于 WGA 出现的位置在分化型胃癌病灶的边缘，因此在临床工作中常作为内镜治疗时的标志被使用。与白色小隆起相似，隆起高度小，在 NBI 放大观察中，边缘呈刺状的病变多判断为需要进行组织活检，并在镜下发现淋巴细胞的聚集（图3，参考病例）。对 WGA 在 A 型胃炎中的诊断价值的详细探讨，还需在鉴别诊断上注意开放型高度萎缩性胃炎与 A 型胃炎的鉴别。本文对内镜下详细观察时的肠镜问题提出了自己的见解。

结语

笔者将网状的毛细血管中央圆形腺开口部位不清晰形成的 CSA 所见，作为 A 型胃炎的放大内镜特征性表现，并根据其组织病理学构成推测了其形成的原因。

萎缩黏膜不均匀，A 型胃炎胃底腺高度萎缩，对胃小凹上皮造成影响或幽门螺杆菌感染并发时，普通的 B 型胃炎也表现为相同的放大内镜所见。关于 A 型胃炎的放大内镜的相关研究，仍有待进一步探讨。

参考文献

[1] Strickland RG, Mackay IR. A reappraisal of the nature and significance of chronic atrophic gastritis. Am J Dig Dis 18:426-440, 1973

[2] Sato Y, Imamura H, Kaizaki Y, et al. Management and clinical outcomes of type I gastric carcinoid patients：retrospective, multicenter study in Japan. Dig Endosc 26:377-384, 2014

[3] 海崎泰治. A型胃炎とカルチノイド. 胃と腸 49:1370-1376, 2014

[4] Terao S, Furuta T, Kamada T, et al. Autoimmune gastritis in Japan：a study of 200 patients at multicenter study. Gastroenterology 152:S948, 2017

[5] 丸山保彦, 景岡正信, 大畠昭彦, 他. A型胃炎の診断. 胃と腸 51:77-86, 2016

[6] Furuta T, Baba S, Yamane M, et al. High incidence of autoimmune gastritis in patients misdiagnosed with two or more failures of H. pylori eradication. Aliment Pharmacol Ther 48:370-377, 2018

[7] Yagi K, Nakamura A, Sekine A, et al. Features of the atrophic corpus mucosa in three cases of autoimmune gastritis revealed by magnifying endoscopy. Case Rep Med 2012;368160, 2012

[8] 八木一芳. 内視鏡診断(拡大観察・NBIを中心に)―胃炎の拡大内視鏡診断――A-B分類および除菌後拡大像について. 胃と腸 47:133-142, 2012

[9] Anagnostopoulos GK, Ragunath K, Shonde A, et al. Diagnosis of autoimmune gastritis by high resolution magnification endoscopy. World J Gastroenterol 12:4586-4587, 2006

[10] 岸遂忠, 櫻井信司. A型胃炎のNBI拡大内視鏡像. Gastroenterol Endosc 58:1167-1168, 2016

[11] 八木一芳, 味岡洋一. 胃の拡大内視鏡診断, 第2版. 医学書院, 2014

[12] 八尾建史. 胃拡大内視鏡. 日本メディカルセンター, pp 80-84, 2009

[13] Doyama H, Yoshia N, Tsuyama S, et al. The "white globe appearance"(WGA): a novel marker for a correct diagnosis of early gastric cancer by magnifying endoscopy with narrow-band imaging(M-NBI). Endosc Int Open 3:E120-124, 2015

Summary

Features of Magnifying Endoscopic Findings in Type A Gastritis

Yasuhiko Maruyama[1], Shigeto Yoshii, Masanobu Kageoka, Akihiko Ohata, Tomohiro Terai, Haruna Aoyama, Kodai Yamamoto, Hironori Hoshino, Hiroyuki Aoyama, Shogo Yano, Kenji Koda[2], Kazuyo Yasuda, Yuichi Sato[3], Shuichi Terao[4], Hiroki Yaita[5], Ken Haruma[6]

In this study, we present CSA (cast of skin appearance) and WGA (white globe appearance) as the features of magnifying endoscopic findings in type A gastritis. CSA implies a fine network of vessels without crypt openings in the corpus observed using magnifying endoscopy, despite observing severe atrophy using conventional endoscopy. The histological characteristics of CSA are assumed to be dominant atrophy of fundic glands in the deeper mucosa, with a less inflamed foveolar epithelium, and the resulting shallow crypt due to the atrophic fundic glands. Reportedly, WGAs, which are consisted of the intra-glandular debris and often observed at the margin of well differentiated adenocarcinoma, are also found frequently at the corpus of type A gastritis.

Severe atrophy of the fundic glands leads to intestinal metaplasia in the foveolar epithelium of the corpus in type A gastritis, which resembles the appearance of type B gastritis. CSA may be observed in the earlier stage of gastritis. Further studies are warranted on the prevalence of CSA in type A gastritis.

[1] Department of Gastroenterology, Fujieda Municipal General Hospital, Fujieda, Japan

[2] Department of Pathology, Fujieda Municipal General Hospital, Fujieda, Japan

[3] Department of Internal Medicine, Niigata Prefectural Yoshida Hospital, Tsubame, Japan

[4] Department of Gastroenterology, Kakogawa Central City Hospital, Kakogawa, Japan

[5] Division of Gastroenterology, Matsuyama Red Cross Hospital, Matsuyama, Japan

[6] General Medical Center, Kawasaki Medical School, Okayama, Japan

胃过度增生性息肉癌变1例

上山 浩也[1]

八尾 隆史[2]

松本 健史[1]

池田 厚

谷田贝 昂

小森 宽之

赤泽 阳一

竹田 努

松本 弘平

林 大久生[2]

北条 麻理子[1]

永原 章仁

摘要●患者女性，70 余岁。主因发现胃体下部大弯侧过度增生性息肉（hyperplastic polyp），为行内镜下治疗收入我院。常规内镜下发现 25mm 大小的白色带蒂息肉（Y–Ⅳ型）伴局部黏膜发红。在窄带成像技术 NBI 观察下，于常规内镜观察下发现的息肉的白色区域诊断为白色不透明物质（white opaque substance，WOS）。在 NBI 联合放大内镜下发现，息肉表面整体的的 WOS 密度较低，伴斑点状密度较高的 WOS，并发现了线状及不规则 WOS 部分。虽然组织活检病理诊断为胃的一般性过度增生性息肉，但由于存在 WOS 阳性所见，临床诊断为非典型性胃过度增生性息肉，实施了息肉切除术（polypectomy）。术后组织病理学所见上，总体是一般性胃过度增生性息肉，而黏膜表层发现了散在性分布的伴肠型黏膜表型的低度异型性高分化管状腺癌成分。最终诊断为增生性息肉伴腺癌形成（adenocarcinoma in hyperplastic polyp）。WOS 是提示肠型黏膜表型存在的标志，由于 WOS 病变仅在癌症病灶中才能观察到，提示 WOS 有作为诊断胃增生性息肉中伴肠型黏膜表型癌变指标的可能。

关键词　　胃过度增生性息肉　癌变　白色不透明物质　窄带成像技术　肠型

[1] 顺天堂大学医学部附属顺天堂医院消化内科
　　邮编 113–8421 东京都文京区本乡 2 丁目 1–1　　E–mail：psyro@juntendo.ac.jp
[2] 顺天堂大学大学院医学研究科人体病理病态学系

前言

胃过度增生性息肉，在组织病理学上属于慢性炎症，其定义为胃小凹上皮细胞过度增生伴间质水肿形成的胃小凹上皮型过度性息肉（gastric foveolar hyperplastic polyp，以下简称为胃过度增生性息肉），在胃的非肿瘤性上皮性息肉中发病频率最高[1, 2]。胃过度增生性息肉癌化的概率为 2%～4%，因此需要定期复查，但较难通过内镜所见诊断病灶是否存在癌变[3]。本文中笔者通过窄带成像技术（narrow band imaging，NBI）联合放大内镜发现白色不透明物质（white opaque substance，WOS）为切入点，对 1 例诊断为非典型性胃过度增生性息肉癌变病例的诊疗经过予以报告。

病例

患者女性，70 余岁。

主诉：无异常。

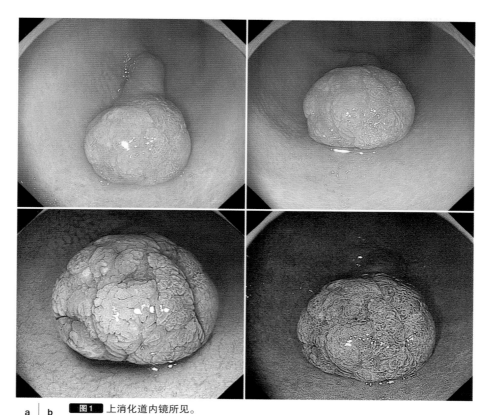

a	b
c	d

图1 上消化道内镜所见。

a, b 常规内镜所见。胃体下部大弯侧发现25mm大小的白色带蒂息肉（Y-Ⅳ型）伴局部黏膜发红。

c 靛胭脂色素喷洒后所见。黏膜表面可见清晰的分叶结构。

d NBI非放大所见。发现黏膜表层散在性分布的WOS。

既往史：糖尿病，高脂血症。

家庭史：无肿瘤家族史。

个人史：有饮酒史，无吸烟史。

现病史：先前发现胃体下部大弯侧胃过度形成性息肉，定期复查。现为行内镜下治疗收入我院。

住院时情况：身高146.8cm，体重42.4kg。体温36.5℃，血压122/62mmHg，脉搏76次/分。结膜无贫血，巩膜无黄染。胸、腹部及四肢查体未见异常，浅表淋巴结未触及肿大。

住院时血液检查所见：血常规、血生化未见明显异常。CEA 1.5ng/ml，CA19-9 9U/ml等肿瘤标志物检测未见升高。血清抗幽门螺杆菌（*Helicobacter pylori*）抗体阴性，5U/ml。除菌史不详。

上消化道内镜所见：常规内镜观察时，发现胃体下部大弯侧25mm大小的白色带蒂息肉（Y-Ⅳ型）伴局部黏膜发红（图1a, b）。常规内镜下及NBI非扩大内镜观察时，发现了明确的白色病灶，诊断为WOS（图1d）。NBI联合放大内镜观察中，确认了病灶分界线（demarcation line, DL），通过WOS没有发现微血管类型〔microvascular（MV）pattern〕的存在，因此诊断为MV缺失；微表面结构〔microsurface（MS）pattern〕由大小不等的类圆形、椭圆形、多边形、弧形的胃小凹上皮边缘构成，个体形态较为规则，息肉表面整体的WOS密度较低，但伴有斑点状的WOS的密度增高区，并发现了线状及不规则WOS的存在，诊断为WOS不规

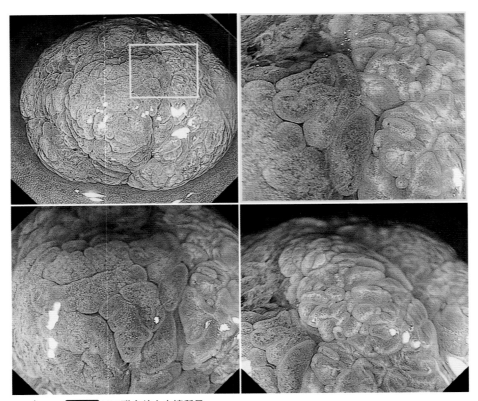

a	b
c	d

图2 NBI联合放大内镜所见。

a NBI 非放大所见。

b NBI 联合放大内镜（a 的黄色线框部位）。对 WOS 的低密度及高密度区域进行确认。WOS 的微血管类型（V）诊断为 MV 缺失；微表面结构（S）由大小不等的类圆形、椭圆形、多边形、弧形的胃小凹上皮边缘构成，个体形态较为规则。

c WOS 的低密度区域，发现了点状 WOS 部位。

d WOS 的高密度区域，发现了线状、斑片状、不规则的 WOS，诊断为不规则型 WOS。

MESDA-G 评判〔VS 分级系统（classification system）〕：MV 缺失及不规则 MS 类型伴病灶分界线 DL 形成。

则型（图 2）。通过早期胃癌放大内镜简易诊断算法（magnifying endoscopy simple diagnostic algorithm for early gastric cancer，MESDA-G）[4]，结合 VS 分级系统（classification system，VS）[5]，MV 类型缺失及不规则 MS 类型伴病灶分界线 DL，评判为胃过度增生性息肉，但由于 WOS 阳性，诊断为非典型的胃过度增生性息肉，实施了息肉切除术。

组织病理学所见：大部分为慢性炎症，伴间质水肿，胃小凹上皮细胞过度增生，为一般性胃过度增生性息肉所见，但在黏膜表层发现了散在分布的低异型性的高分化管状腺癌成分。黏膜表层的非肿瘤性胃小凹上皮内未发现明确的癌灶，伴低级别的分化不良细胞与低异型性的高分化管状腺癌成分的稀疏混杂（图 3）。

免疫组化染色（图 4）发现 MUC5AC 呈阳性表达，MUC2 与 villin 仅部分呈阳性表达，MUC6 与 CD10 呈阴性。粘液性质判断为肠胃混合型，仅在癌灶表面区域为肠胃混合型，一般性过度增生性息肉区域为胃型。与胃过度增生性息肉的区域相比，Ki-67 增殖指数在癌灶区域的表达略微增高，伴不规则性分布。未发现 p53 的过表达。在脂肪滴膜蛋白标记的亲脂素染色中，在息肉表面发现了散发性的阳性表达，在胃小凹上皮细胞胞质的基底膜位置表达明显。最终诊断为非典型性胃过

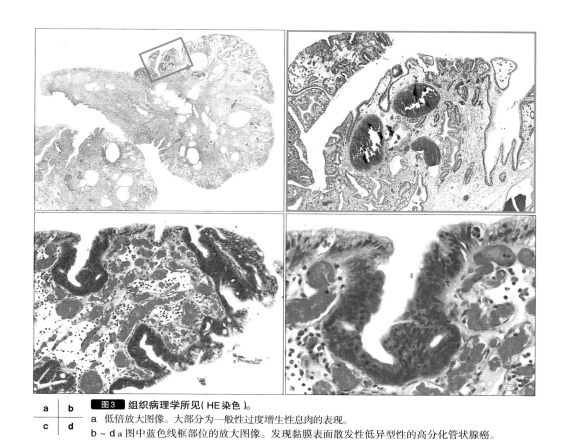

a	b
c	d

图3 组织病理学所见（HE染色）。

a 低倍放大图像。大部分为一般性过度增生性息肉的表现。

b~d a图中蓝色线框部位的放大图像。发现黏膜表面散发性低异型性的高分化管状腺癌。

度增生性息肉癌变，pT1a，tub1，M，Ly0，V0，HM0，VM0。

讨论

本文通过 NBI 联合放大内镜所见中观察到的 WOS 为切入点，总结了 1 例诊断为非典型性胃过度增生性息肉癌变病例的诊疗经验。胃过度增生性息肉是非肿瘤性病变，在常规定期复查过程中，确诊合并癌变的概率较低（2%~4%）。随着肿瘤体积的增大，癌细胞负荷会增加，因此有研究者报道 20mm 以上的胃过度增生性息肉癌变的概率为 8%。此外，接受过胃切除手术、带蒂息肉、多发性病变等是息肉恶变的危险因素[6]。胃过度增生性息肉癌变的组织类型中分化型腺癌（高分化型，中分化型，乳头状腺癌）多见，但偶尔能发现低分化腺癌及粘液癌[1, 7-12]。一般认为癌变多位于息

肉的顶部[3, 10, 11]。

癌变病例的常规内镜下特征包括黏膜表面的粗大颗粒状结构，黏膜凹陷，附着白色粘液，出血等，复查过程中的内镜下变化，包括息肉体积的增大，形态改变，黏膜表面凹凸不平的程度增加等情况较多[3, 11, 13]。NBI 联合放大内镜对黏膜微细结构的呈现能力使其对癌变区域做出定性诊断及判断病灶范围成为可能[6, 14]。一般而言，胃过度增生性息肉的胃小凹间距增大，可见扩张的微血管密集分布，整体背景黏膜的色调在绿色或棕色为主。通过 MESDA-G、VS 分类系统进行微血管结构（V）确认时，发现形状均一、排列规则的微血管判断为规则型，表面微结构（S）也相应地判断为规则型。由于癌变区域多与一般类型的胃癌相近，即分化型腺癌较多，所以可进行预诊断为不规则 MV 类型和/或不规则 MS 类型伴病灶分界

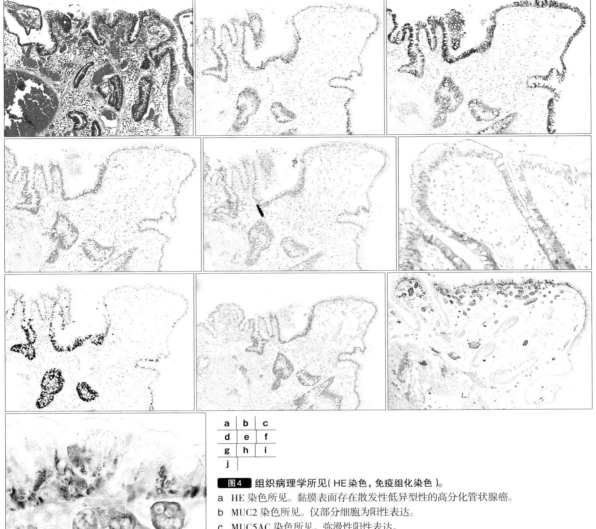

a	b	c
d	e	f
g	h	i
j		

图4 组织病理学所见（HE 染色，免疫组化染色 ）。

a　HE 染色所见。黏膜表面存在散发性低异型性的高分化管状腺癌。

b　MUC2 染色所见。仅部分细胞为阳性表达。

c　MUC5AC 染色所见。弥漫性阳性表达。

d　MUC6 染色所见。阴性。

e　CD10 染色所见。阴性。

f　villin 染色所见。部分阳性表达。

g　Ki-67 增殖指数所见。癌灶区域的高阳性率。

h　未发现 P53 的过度表达。

i, j 亲质素染色所见。与黏膜表面癌灶区域一致的阳性表达，在胃小凹上皮细胞胞质的基底膜位置表达明显。

线 DL 形成。本病例中，虽然因 MV 缺失造成诊断困难，结合胃小凹上皮边缘的 MS 大小不一，但形状均匀，分布对称，排列规则，根据 WOS 的不规则型判断 MS 也为不规则型，诊断为癌。虽然 WOS 存在不规则性，但基本的腺管结构仍然存在，胃小凹上皮边缘的不规则程度低，因此诊断为低异型性的高分化管状腺癌，与组织病理学诊断基本一致。

关于胃过度增生性息肉癌变的机制，有研究报道其经过了异型性病灶的出现到癌症发生的多阶段癌变过程，也有息肉直接癌变的见解[3, 15]。本病例虽被诊断为低异型性的高分化管状腺癌，但由于低度分化不良的细胞在肿瘤中呈混杂性分布，通过内镜所见直接诊断为癌较为困难，因此认为前者的癌变机制更为适用。

已有几篇关于胃过度增生性息肉癌变病例中粘液性质特征的报告[16, 17]，其中Yao等[16]认为，病灶的过度增生性息肉区域出现胃型粘液概率较高，而恶变区域（癌症及分化不良）与非癌灶部位相比肠型粘液出现的概率较高。与具有肠型性质粘液的癌症区域一致，WOS为阳性，但目前尚未见关于胃过度增生性息肉癌变病例中WOS为阳性的病例报道，因此认为是罕见性病变。

WOS最初由Yao等[18-21]作为NBI联合放大内镜所见之一被提倡，并报道其在胃肿瘤和癌的鉴别诊断中有效。之后的研究鉴定出WOS为胃小凹上皮细胞胞质基膜积蓄的脂肪滴。

Ueo等[22]利用亲质素这一脂肪细胞膜蛋白标志来证明WOS的存在，在本病例中，亲质素免疫组化染色在与癌灶区域一致的部位呈阳性表达。另外，WOS不仅仅是伴随肠型性质黏膜的肿瘤（腺瘤、癌）出现，在诊断为肠上皮化生的病灶中也有发现WOS的报道，WOS可能不是区分肿瘤与非肿瘤的标志，而是确定肠型性质黏膜的指标[23]。换言之，胃型黏膜性质的胃过度增生性息肉伴肠型黏膜性质的肿瘤（低度分化不良～低异型性的高分化管状腺癌）发生时，与肿瘤所在位置一致的区域确认了WOS的存在，WOS有可能作为提示胃过度增生性息肉伴随肠型肿瘤化的指标。

考虑胃过度增生性息肉的癌变病例的治疗必须进行组织活检，但存在本病例的组织活检未能诊断为癌的情况，对组织活检部位的选择和组织活检所见的评价需慎重，应与内镜所见结合后，综合地判断合并癌变病灶的可能性，考虑到患者的后续治疗，可行病灶整体活检（total biopsy）。如本病例所示，在诊断为WOS阳性的胃过度增生性息肉后，以诊断息肉癌变为目的的内镜下治疗是可取的。

结语

本文中笔者总结了以NBI联合放大内镜所见之一的WOS为切入点，对1例非典型性胃过度增生性息肉癌变病例的诊断和治疗经验就行总结。通过亲质素等免疫组化染色详细分析了胃过度增生性息肉的肠型性质肿瘤化伴随的指标。但是，胃过度增生性息肉的癌变病例的细胞粘液性质不仅仅是胃肠混合型，其他粘液性质类型也有报道[24]。随着NBI联合放大内镜的普及，今后对胃过度增生性息肉的癌变病例的内镜的特征会更为明了，但有必要结合多数病例的组织类型、异型程度、粘液性质进行深入的研究。

参考文献

[1] 八尾隆史, 三富弘之, 日高康博, 他. 胃ポリープの病理学的分類・鑑別診断と臨床的意義. 胃と腸 47:1192-1199, 2012

[2] 大草敏史, 堀内洋志, 荒川廣志, 他. 胃ポリープの自然史と malignant potential—腺窩上皮型過形成性ポリープ. 胃と腸 47:1216-26, 2012

[3] 長南明道, 望月福治, 池田卓, 他. 胃腺形成性ポリープの癌化例の検討. Gastroenterol Endosc 31:344-351, 1989

[4] Muto M, Yao K, Kaise M, et al. Magnifying endoscopy simple diagnostic algorithm for early gastric cancer(MESDA-G). Dig Endosc 28:379-393. 2016

[5] Yao K, Anagnostopoulos GK, Ragunath K. Magnifying endoscopy for diagnosing and delineating early gastric cancer. Endoscopy 41:462-467, 2009

[6] 山口和久, 山本賴正, 堀内祐介, 他. NBI併用拡大内視鏡で診断できた胃過形成性ポリープ由来の早期胃癌の1例. Prog Dig Endosc 88:100-101, 2016

[7] 守田万寿夫, 池田正, 浦出雅昭, 他. 多発性胃過形成性ポリープに多発性早期胃癌を合併した1例. 日消誌 91:1442-1446, 1994

[8] Daibo M, Itabashi M, Hirota T. Malignant transformation of gastric hyperplastic polyps. Am J Gastroenterol 82:1016-1025, 1987

[9] Zea-Iriarte WL, Itsuno M, Makiyama K, et al. Signet ring cell carcinoma in hyperplastic polyp. Scand J Gastroenterol 30:604-608, 1995

[10] 森下延真, 依光幸夫, 高崎元宏, 他. 病巣内に癌を共存した胃過形成性ポリープの臨床病理学的検討. 高知中病医誌 23:51-58, 1996

[11] 利根幸三, 森内昭, 谷村晃. 胃過形成性ポリープの癌化例の検討. ENDOSC FORUM digest dis 12:193-139, 1996

[12] Hirano H, Yoshida T, Yoshimura H, et al. Poorly differentiated adenocarcinoma with signet-ring cell carcinoma in a hyperplastic polyp of the stomach : report of a case. Surg Today 37:901-904, 2007

[13] 白崎信二, 細川治, 渡辺国重, 他. 胃過形成性ポリープの癌化に関する検討. Gastroenterol Endosc 31:848-855, 1989

[14] Horiuchi H, Kaise M, Inomata H, et al. Magnifying endoscopy combined with narrow band imaging may help to predict neoplasia coexisting with gastric hyperplastic polyps. Scand J Gastroenterol 48:626-632, 2013

[15] 大坊昌史. 胃過形成性ポリープの癌化について. 日消誌 83:

939–950, 1986

[16] Yao T, Kajiwara M, Kuroiwa S, et al. Malignant transformation of gastric hyperplastic polyps : alteration of phenotypes, proliferative activity, and p53 expression. Hum Pathol 33:1016–1022, 2002

[17] Kushima R, Hattori T. Histogenesis and characteristics of gastric-type adenocarcinomas in the stomach. J Cancer Res Clin Oncol 120:103–111, 1993

[18] Yao K, Iwashita A, Tanabe H, et al. White opaque substance within superficial elevated gastric neoplasia as visualized by magnification endoscopy with narrow-band imaging : a new optical sign for differentiating between adenoma and carcinoma. Gastrointest Endosc 68:574–580, 2008

[19] Yao K, Iwashita A, Matsui T. White opaque substance within superficial-elevated gastric neoplasia as visualized by magnification endoscopy(ME)with narrow-band imaging (NBI): a new useful marker for discriminating adenoma from carcinoma. Endoscopy 39: A16, 2007

[20] Yao K, Iwashita A, Nagahama T. White opaque substance as visualized by magnifying endoscopy with narrow-band imaging : a new useful sign for differentiating high-grade dysplasia/ early gastric carcinoma from low-grade dysplasia in gastric neoplastic lesions. Endoscopy 40: A61, 2008

[21] Yao K, Iwashita A, Nambu M, et al. Nature of white opaque substance in gastric epithelial neoplasia as visualized by magnifying endoscopy with narrow-band imaging. Dig Endosc 24:419–425, 2012

[22] Ueo T, Yonemasu H, Yada N, et al. White opaque substance represents an intracytoplasmic accumulation of lipid droplets : immunohistochemical and immunoelectron microscopic investigation of 26 cases. Dig Endosc 25:147–155, 2013

[23] Kanemitsu T, Yao K, Nagahama T, et al. Extending magnifying NBI diagnosis of intestinal metaplasia in the stomach : the white opaque substance marker. Endoscopy 49:529–535, 2017

[24] 青山大輝, 三浦義正, 趙成大, 他. 過形成性ポリープに発生した早期胃癌の2例. 日消誌 108:937–944, 2011

Summary

A White Opaque Substance–positive Gastric Hyperplastic Polyp with Dysplasia

Hiroya Ueyama[1], Takashi Yao[2],
Kenshi Matsumoto[1], Atsushi Ikeda,
Noboru Yatagai, Hiroyuki Komori,
Yoichi Akazawa, Tsutomu Takeda,
Kohei Matsumoto, Takuo Hayashi[2],
Mariko Hojo[1], Akihito Nagahara

To date, the endoscopic findings of gastric HPs(hyperplastic polyps)with dysplasia remain partially defined, and, thus, the clinical significance of these lesions, including their malignant potential, remains unclear. This report aims to describe a case of a WOS(white opaque substance)–positive gastric HP with dysplasia. A 76–year–old female was referred to our hospital for endoscopic resection of a gastric HP. Upper endoscopy revealed a 25–mm whitish and reddish polypoid lesion on the greater curvature in the lower third of the stomach. Conventional and magnifying endoscopy with narrow band imaging diagnosed the whitish part as a WOS. The assessment of the biopsy specimen revealed that the lesion was a typical gastric HP. However, we suspected that the lesion an atypical gastric HP because of its color and the presence of a WOS. Thus, we performed a polypectomy. Histopathologically, diffuse low– to high–grade dysplasia was observed on the surface of the polyp. Accordingly, we performed immunohistochemical staining using a monoclonal antibody specific for adipophilin as a marker of LDs(lipid droplets). LDs were detected in approximately all neoplastic cells, especially in the surface epithelium of intervening apical parts and were located in the subnuclear cytoplasm of neoplastic cells. Based on endoscopic and histopathological findings, the WOS–positive epithelium suggested dysplasia of the gastrointestinal phenotype, which could absorb lipids. In addition, the presence of a WOS in a gastric HP could be considered an endoscopic finding predictive of the neoplastic transformation of a gastric HP. This report suggests that a WOS–positive gastric HP should be resected endoscopically to assess its neoplastic transformation.
〔World J Gastroenterol 19:4262–4266, 2013〕

[1] Department of Gastroenterology, Juntendo University, School of Medicine, Tokyo
[2] Department of Human Pathology, Juntendo University, School of Medicine, Tokyo

主题病例

利用NBI放大内镜观察
散发性胃底腺息肉癌变2例

上尾 哲也[1]

都甲 和美

本田 秀穂

米増 博俊[2]

井上 翔太郎[1]

安部 雄治

和田 藏人

田边 宽[3]

八尾 建史[4]

岩下 明德[3]

村上 和成[5]

摘要●患者为60余岁男性和60余岁的女性各1例。通过上消化道内镜检查，在胃体上部前壁明显发红的小息肉病变的近旁，发现了正常色调的小息肉，考虑为胃底腺息肉。在无萎缩的胃背景黏膜上还发现了数个散在分布的胃底腺息肉。2例均为幽门螺杆菌阴性患者。在窄带成像技术NBI放大观察中，发现明显发红的小隆起性病变，其胃小凹间距增宽，弧形及卵圆形的胃小凹上皮边缘内可见形态不规则的微血管（上皮内血管型），怀疑为分化型癌。另一方面，近旁正常色调的息肉上可见整齐的蜂窝状上皮之下的毛细血管内椭圆形的腺管开口（血管内上皮型），因未发现异型性考虑为胃底腺息肉。为进一步治疗及明确诊断，通过内镜下黏膜剥除术（ESD）将相邻的2个息肉全部切除。2例最终的组织病理学诊断均为胃底腺息肉癌变，明显发红的小息肉病变是胃型（胃小凹上皮型）分化的超高分化腺癌。近旁正常色调息肉被诊断为无异型性胃底腺息肉。2例患者均无质子泵抑制剂口服史，否定家族性大肠腺瘤息肉病史。从2例罕见的散发性胃底腺息肉癌变的病例中，体会到NBI放大观察在一般性胃底腺息肉鉴别诊断中的价值。

关键词 胃底腺息肉 散发性 超高分化腺癌 窄带成像技术

[1] 大分红十字医院消化内科　邮编870–0033大分市千代町3丁目2–37
　　邮箱：ueo14@athena.ocn.ne.jp
[2] 大分红十字医院诊断科
[3] 福冈大学筑紫医院病理科
[4] 福冈大学筑紫医院内镜室
[5] 大分大学医学部附属病院消化内科

前言

胃底腺息肉的组织病理学所见以胃底腺组织增生、腺管囊状扩张为特征，通常在不伴家族性大肠癌症（familial adenomatous polyposis，FAP）幽门螺杆菌（Helicobacter pylori）感染及萎缩的胃黏膜中发生[1, 2]。在日常诊疗工作中经常遇到的胃底腺息肉，多为不伴家族性腺瘤性息肉病的"散发性"胃底腺息肉。散发性胃底腺息肉恶变的报道极为罕见，相关放大内镜所见亦不详。本文通过窄带成像技术（narrow band imaging，NBI）放大观察对病变性质的有效诊断，对2例散发性胃底腺息肉癌变患者的诊治经验进行报道。

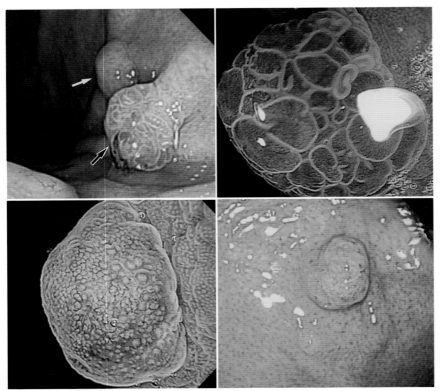

a	b
c	d

图1 ［病例1］60余岁，男性。EGD所见。

　　a　普通内镜所见。发现胃体上部前壁附近与正常色调的胃底腺息肉（黄色色箭头）并列的、5mm大小左右的发红色调的息肉样病变（黑色色箭头）。

　　b　a黑色箭头部位的NBI放大所见。发红色调息肉样病变为不规则MV型及不规则MS型伴病灶分界线（上皮内血管型），高度怀疑为分化型腺癌。

　　c　a黄色箭头的NBI放大所见。邻近正常色调的息肉为规则MV型及规则MS型伴病灶分界线（血管内上皮型），判定为无异型性胃底腺息肉。

　　d　普通内镜所见。此外，无萎缩的胃背景黏膜上可见数枚胃底腺息肉。

病例

［病例1］

患者：60余岁，男性。

主诉：无不适。

既往史：无质子泵抑制剂（proton pump inhibitor, PPI）口服史及其他病史。

家族史：无。

现病史及诊疗经过：筛查目的实施的上消化内镜检查（esophagogastroduodenoscopy, EGD）中发现胃体上部前壁发红的隆起性病变，组织活检判定为2类，为行进一步检查收入我科。

入院体格检查：未见明显异常。

入院时实验室检查所见：未见明显异常，血清抗幽门螺杆菌抗体阴性（小于3），尿素呼气试验阴性。

下消化道内镜检查：未见异常。

EGD所见：普通白光内镜下观察，发现胃体上部前壁附着的正常色调的胃底腺息肉（**图1a**，黄色箭头），及与之并列的5mm大小左右的发红的息肉样病变（**图1a**，黑色箭头）。NBI放大观察下，发红息肉病变的胃小凹间隔部位增大，弧形及椭圆形不规则胃小凹上皮边缘内部可见不规则封闭型或开放型环状血管，根据Yao等[3]的血管及表面VS分类系统〔vessel plus surface（VS）classification system〕中的不规则微血管型及不规则微表面型伴病灶分界线（上皮内血管型）〔irregular microvascular (MV) pattern plus irregular microsurface (MS) pattern with a demarcation line (vessels within epithelium pattern)〕，高度怀疑为分化型癌（图1b）。另一方面，近旁的正常色调息肉的整齐的蜂窝状上皮之下的毛细血管内，可见规则的椭圆形腺管开口，判定为规则 MV 型及规则 MS 型伴病灶分界线（血管内上皮型）〔regular MV pattern plus regular MS pattern with a demarcation line (epithelium within vesssels pattern)〕，与无异型性胃底腺息肉的所见一致（图1c）。另外，无萎缩的胃体部背景黏膜上可见数枚胃底腺息肉（图1d）。为进一步治疗及明确诊断，通过内镜下黏膜剥除术（endoscopic submucosal dissection, ESD）将邻近的胃底腺息肉全部于内镜下完整切除。

病理组织学所见：病理组织标本（图2a）明显发红的病变（图2a 的蓝色线框部位）黏膜表层与周围非肿瘤样腺管增生有明显的边界，可以看出肿瘤样腺管增生分枝状的不规则胃小凹上皮（图2b），提高放大倍率后发现肿瘤样腺管增生胞核肿大及异型性（图2c）。免疫组织化学染色可见肿瘤样腺管增生的 Ki-67 呈弥漫性阳性表达，诊断为超高分化腺癌。确认了肿瘤的粘液性质及分化的胃小凹上皮（MUC5AC 阳性，MUC6 阴性，MUC2 阴性、CD10 阴性）。根据胃底腺息肉基底部病变的组织病理学所见，及周围散发的胃底腺息肉，诊断为胃底腺息肉癌变（图2a～c）。另一方面，邻近正常色调的息肉病变（图2a 的绿色线框部分）诊断为无异型性胃底腺息肉（图2d, e）。

最终诊断为超高分化胃底腺息肉胃型腺癌恶变（very well differentiated adenocarcinoma of gastric type occuring in fundic gland polyp），4mm×4mm，pT1a（M），Ly0，V0，INFa，pHM0，pVM0。

[病例2]

患者：60 余岁，女性。

主诉：无不适。

既往史：无质子泵抑制剂（proton pump inhibitor, PPI）口服史及其他病史。

家族史：姨母患乳腺癌。

现病史及诊疗经过：筛查目的实施 EGD 中发现胃体上部前壁发红的隆起性病变，组织活检诊断为 3 类，为行进一步治疗收入本科。

入院体格检查：未见明显异常。

入院时实验室检查所见：未见异常，血清抗幽门螺杆菌抗体阴性（小于 3），便中幽门螺杆菌抗原阴性。

下消化道内镜检查：未见异常。

EGD 所见：普通白光内镜观察时，在胃体上部前壁可见正常色调的胃底腺息肉（图3a，黄色箭头），及与之并列的约 5mm 左右的发红的息肉性病变（图3a，黑色箭头）。在 NBI 放大观察中，发红的息肉病变判断为不规则 MV 型及不规则 MS 型伴病灶分界线（上皮内血管型）irregular MV pattern plus irregular MS pattern with a demarcation line (vessels within epithelium pattern) 病变，内镜下所见与［病例 1］大体相同，高度怀疑为胃底腺息肉癌变（图3b）。邻近的正常色调息肉判定为规则 MV 型及规则 MS 伴病灶分界线（血管内上皮型），诊断为无异型胃底腺息肉（图3c）。此外，在胃体部无萎缩的胃背景黏膜上，可见散发的胃底腺息肉（图3d）。为进一步治疗及明确诊断，通过 ESD 将邻近的胃底腺息肉全部于内镜下完整切除。

组织病理学所见：病理组织标本（图4a）明显发红的病变（图4a 的蓝色线框部位）的黏膜表层与周围非肿瘤样腺管增生有明显的分界线，诊断为胃小凹上皮非肿瘤样腺管增生（图4b）。提高放大率后，可见腺管胞核密度较高的重叠化（图4c），肿瘤样腺管增生呈 Ki-67 的弥漫性阳性表达，诊断为超高分化腺癌。肿瘤的粘液性质诊断为胃型分化的胃小凹上皮（MUC5AC 阳性，MUC6 阴性，MUC2 阴性、CD10 阴性）。根据胃底腺息肉基底部病变的组织病理学所见，及周围散发的胃底腺息肉，诊断为胃底腺息肉癌变（图4a-c）。此外，邻近正常色调的息肉病变（图4a 的绿色线框部位）诊断为无异型性胃底腺息肉（图4d, e）。

最终诊断为超高分化胃底腺息肉胃型腺癌恶变，3mm×3mm，pT1a（M），Ly0，V0，pHM0，pVM0。

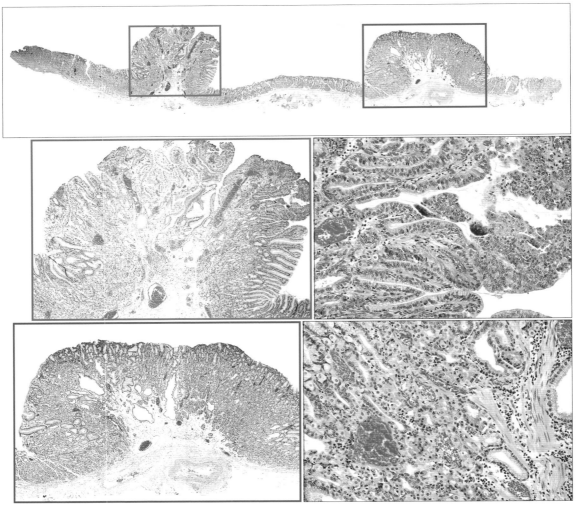

a	
b	c
d	e

图2 ［病例1］60余岁，男性。病理组织标本。

a ESD 标本的整体所见。发现邻近明显发红病变（a 中蓝色线框部位）的正常色调的息肉病变（绿色线框部位）。

b 明显发红病变（a 的蓝色线框部位）的低倍放大所见。黏膜表层与周围非肿瘤样腺管增生有明显的界限，可见胃小凹上皮不规则分枝状肿瘤样腺管增生。

c 明显发红病变（a 的蓝色线框部位）的高倍放大所见。放大倍率提高后可见肿瘤样腺管增生细胞胞核的肿大及异型性。

d 正常色调的息肉病变（a 的绿色线框部位）的低倍放大所见。发现了胃底腺上皮的增生及囊状扩张。

e 正常色调的息肉病变（a 的绿色线框部位）的高倍放大所见。未发现细胞的异型性。

讨论

胃底腺息肉是日常临床上最常见的胃息肉。通常的诊疗中遇到散发性胃底腺息肉病变居多，常与 FAP 同时发生，与不伴 FAP 的散发性胃底腺息肉进行大致区分。不论合并 FAP 与否，均可见息肉密集地分布在胃底部~胃体部，其中合并出现的频率为 38.7%，与此相对[4]，散发性胃底腺息肉在女性中多发（1∶2 ~ 7），且很少见到息肉的密集性发生，临床发现的概率为 0.085%（23/27000）[5]。本文介绍的 2 例患者均无家族史及下消化道检查异常所见，且不伴 FAP，因此诊断为散发性胃底腺息肉病例。

胃底腺息肉及其恶变病灶的内镜下表现具有

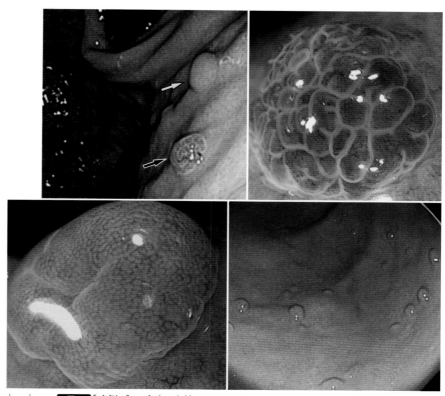

a	b
c	d

图3 [病例2] 60余岁，女性。EGD所见。

a 普通内镜所见。发现胃体上部前壁附近与正常色调的胃底腺息肉（黄色箭头）并列的、5mm 大小左右的发红色调的息肉样病变（黑色箭头）。

b a黑色箭头部位的 NBI 放大所见。发红色调息肉样病变为不规则 MV 型及不规则 MS 型伴病灶分界线（上皮内血管型），高度怀疑为分化型腺癌。

c a黄色箭头的 NBI 放大所见。邻近正常色调的息肉为规则 MV 型及规则 MS 型伴病灶分界线（血管内上皮型），判定为无异型性胃底腺息肉。

d 普通内镜所见。此外，无萎缩的胃背景黏膜上可见数枚散发的胃底腺息肉。

不同的特点。25% 左右合并 FAP 的胃底腺息肉的胃小凹上皮有低度异型性增生 [6]，也有高度异型性增生及浸润性癌的报道 [7, 8]。另一方面，一般认为散发性胃底腺息肉有潜在恶性的可能 [9]，合并低度异型性增生概率约为 1%（3/270）[6]，高度异型性增生的概率低 [10-12]，笔者等 [13] 既往也曾经报道过，而合并癌 [14] 的报道极为罕见。

根据胃底腺息肉内镜所见，通常发生于幽门螺杆菌未感染黏膜，周围黏膜为正常色调的山田分类 II 型或 III 型的隆起性病变。此外，在 NBI 放大观察中，与周围胃底腺黏膜相同的蜂窝状上皮之下可见毛细血管内部的椭圆形腺管开口，此为血管内上皮型。另一方面，胃底腺息肉癌变病例的内镜特征尚未明确，在这 2 例病变中，有较强的色调发红的特征。此外，在 NBI 放大观察中，胃小凹间隔变大，弧形及椭圆形不规则的胃小凹上皮边缘内部有不规则的封闭型或开放型的环状血管，属于不规则 MV 型及不规则 MS 型伴病灶分界线（上皮内血管型），高度怀疑为癌。在胃底腺息肉的癌变病例中，胃底腺息肉的构成成分包括胃小凹上皮细胞及胃小凹异型性上皮细胞 [15]。本文 2 例患者的 NBI 所见都属于不规则的 VS 及上皮内血管型，与非异型的胃底腺息肉中看到的血管内上皮型完全不同。这种变化的出现，考虑与胃小凹上皮型

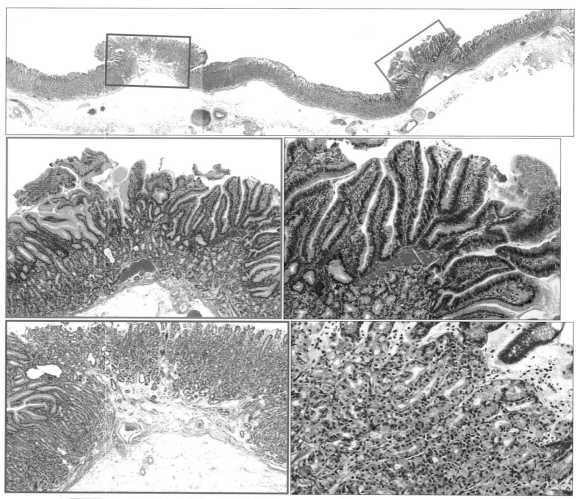

	a	
b		c
d		e

图4 [病例2] 60余岁，女性。病理组织标本。

a ESD 标本的整体所见。明显发红病变（a 中蓝色线框部位）的近旁有正常色调的息肉病变（绿色线框部位）。

b 明显发红病变（a 的蓝色线框部位）的低倍放大所见。黏膜表层与周围非肿瘤样腺管增生有明显的界限，可见胃小凹上皮肿瘤样腺管增生。病变基底部可见胃底腺上皮增生和囊状扩张。

c 明显发红病变（a 的蓝色线框部位）的高倍放大所见。放大倍率提高后可见肿瘤样腺管增生细胞核密度增高及重叠化。

d 正常色调的息肉病变（a 的绿色线框部位）的低倍放大所见。发现了胃底腺上皮的增生及囊状扩张。

e 正常色调的息肉病变（a 的绿色线框部位）的高倍放大所见。未发现细胞的异型性。

肿瘤的病理学形态特征的相似性有关。

近来，有对于长期使用 PPI，使胃底腺息肉的发生率增加及息肉自身增大的担忧[16, 17]。有研究报道，PPI 长期服用者其胃底腺息肉内镜下可见组织腺管扩张和间质水肿，呈现水肿或马铃薯样外观，与一般性胃底腺息肉所见不同[17]。近年来，已有 PPI 相关胃底腺息肉高度异型性增生的报道[12]，关于 PPI 相关胃底腺息肉恶变病例是否增加可作为今后重要的课题方向。

考虑到今后幽门螺杆菌感染率的逐渐下降，遇到胃底腺息肉的机率将会相对增加，内镜医师需要对胃底腺息肉病变进行细致的观察和慎重的处理。

结语

本文报告了 2 例罕见的散发性胃底腺息肉癌

变的病例。在白光内镜观察中发现黏膜发红的改变结合 NBI 放大观察，可与正常无异型的胃底腺息肉进行鉴别。

参考文献

[1] Lee RG, Burt RW. The histopathology of fundic gland polyps of the stomach. Am J Clin Pathol 86:498–503, 1986

[2] Kishikawa H, Kaida S, Takarabe S, et al. Fundic gland polyps accurately predict a low risk of future gastric carcinogenesis. Clin Res Hepatol Gastroenterol 38:505–512, 2014

[3] Yao K, Iwashita A, Matsui T. A new diagnostic vs classification system produced by magnification endoscopy plus narrow–band imaging in the stomach；microvascular architecture and microsurface structure. In Niwa H, Tajiri H, Nakajima M, et al (eds). New Challenges in Gastrointestinal Endoscopy. Springer, Tokyo, pp 169–176, 2008

[4] Iida M, Yao T, Watanabe H, et al. Fundic gland polyposis in patients without familial adenomatosis coli；Its incidence and clinical features. Gastroenterology 86:1437–1442, 1994

[5] 山本明子, 市川正章, 高原理, 他. 胃底腺性ポリープの臨床的検討. 日消誌 95:1101–1109, 1998

[6] Wu TT, Kornacki S, Rashid A, et al. Dysplasia and dysregulation of proliferation in foveolar and surface epithelia of fundic gland polyps from patients with familial adenomatous polyposis. Am J Surg Pathol 22:293–298, 1998

[7] Zwick A, Munir M, Ryan CK, et al. Gastric adenocarcinoma and dysplasia in fundic gland polyps of a patient with attenuated adenomatous polyposis coli. Gastroenterology 113:659–663, 1997

[8] Sekine S, Shimoda T, Nimura S, et al. High grade dysplasia associated with fundic gland polyposis in familial adenomatous polyps patient, with special reference to APC mutation profiles. Mod Pathol 17:1421–1426, 1997

[9] 鎌田智有, 井上和彦, 青木利佳, 他. 胃ポリープの自然史と malignant potential—胃底腺ポリープ. 胃と腸 47:1227–1234, 2012

[10] Jalving M, Koornstra JJ, Götz JM, et al. High-grade dysplasia in sporadic fundic gland polyps；A case report and review of the literature. Eur J Gastroenterol Hepatol 15:1229–1233, 2003

[11] 青井健司, 安永祐一, 松浦倫子, 他. プロトンポンプ阻害薬長期投与中に発生した胃底腺ポリープ内にdysplasiaを認めた1例. 胃と腸 47:1270–1274, 2012

[12] 樋貝詩乃, 保坂稔, 落合田鶴枝, 他. プロトンポンプ阻害薬長期服薬中に胃底腺ポリープにHigh-Grade Dysplasiaを生じた1例. ENDOSC FORUM digest dis 33:14–20, 2017

[13] Togo T, Ueo T, Yonemasu H, et al. Two cases of adenocarcinoma occurring in sporadic fundic gland polyps observed by magnifying endoscopy with narrow band imaging. World J Gastroenterol 22:9028–9034, 2016

[14] Kawase R, Nagata S, Onoyama M, et al. A case of gastric adenocarcinoma arising from a fundic gland polyp. Clin J Gastroenterol 2:279–283, 2009

[15] 九嶋亮治. 胃癌—病理学的分類：日本における実践的な分類. 胃と腸 52:15–25, 2017

[16] Graham JR. Gastric polyposis：onset during long term therapy with omeprazole. Med J Aust 157:287–288, 1992

[17] 菅原通子, 今井幸紀, 齊藤詠子, 他. プロトンポンプ阻害薬長期投与中に増大した胃底腺ポリープの検討. Gastroenterol Endosc 51:1686–1691, 2009

Summary

Two Cases of Adenocarcinoma Occurring in Sporadic Fundic Gland Polyps Observed by Magnifying Endoscopy with Narrow Band Imaging

Tetsuya Ueo[1], Kazumi Togo,
Hideho Honda, Hirotoshi Yonemasu[2],
Shotaro Inoue[1], Yuji Abe,
Kurato Wada, Hiroshi Tanabe[3],
Kenshi Yao[4], Akinori Iwashita[3],
Kazunari Murakami[5]

The patients were a 60s man and a 60s woman. Upper endoscopic examination of both the patients revealed a small, reddish polypoid lesion, adjacent to an isochromatic small polyp, believed to be a FGP (fundic gland polyp) on the anterior wall of the upper gastric body. Additionally, several FGPs were observed in the non–atrophic background mucosa. Helicobacter pylori was not found in both cases. The findings of ME–NBI (magnifying endoscopy with narrow band imaging) for the reddish polypoid lesion demonstrated an irregular MV (microvascular) architecture composed of either closed loop– or open loop–type vascular components, plus an irregular MS (microsurface structure) consisting of oval–type surface components (vessels within epithelium pattern). In contrast, ME–NBI of the adjacent isochromatic polyp showed regularly arranged round gastric pits and honeycomb–like microvessels (epithelium within vessels pattern). The reddish polypoid lesion was suspected to be an intramucosal adenocarcinoma of differentiated type, whereas the adjacent isochromatic polyp was a non–dysplastic FGP. We resected these two polypoid lesions by ESD (endoscopic submucosal dissection) and pathology revealed the final diagnosis of the reddish polypoid lesion as a well–differentiated adenocarcinoma occurring in FGP, whereas the adjacent isochromatic polyp was a non–dysplastic FGP. Neither of the patients had a history of using proton pump inhibitors and both denied familial adenomatous polyposis. We report two cases of adenocarcinoma occurring in sporadic FGPs, whose ME–NBI findings were useful for differentiating FGP with cancer from non–dysplastic FGP.

[1] Department of Gastroenterology, Oita Red Cross Hospital, Oita, Japan

[2] Department of Pathology, Oita Red Cross Hospital, Oita, Japan

[3] Department of Pathology, Fukuoka University Chikushi Hospital, Chikushino, Japan

[4] Department of Endoscopy, Fukuoka University Chikushi Hospital, Chikushino, Japan

[5] Department of Gastroenterology, Faculty of Medicine, Oita University, Oita, Japan

早期胃癌研究会病例

表现为广泛十二指肠溃疡的无紫癜性IgA血管炎1例

大川 清孝[1]　　上田 涉　　　　青木 哲哉

佐野 弘治　　　宫野 正人　　　小野 洋嗣

中内 脩介　　　川村 悦史　　　山口 誓子

仓井 修　　　　藤井 英树[2]　　中村 辽太[3]

山上 启子　　　小野寺 正征[4]

早期胃癌研究学会病例(2015年12月)

[1] 大阪市立十三市民医院消化内科
　　邮编及地址：532-0034 大阪市淀川区野中北2丁目
　　电子邮件：okawaki@msic.med.osaka-cu.ac.jp

[2] 大阪市立大学大学院医学研究科肝胆胰内科

[3] 大阪市立综合医疗中心综合诊疗科

[4] 市立川西医院病理科

摘要● 患者70余岁，男性，主因呕吐、腹泻、腹痛而急诊入院。曾口服治疗感染性胃肠炎的抗菌药物，未见明显缓解。发病七天后出现腹痛加剧伴发热，血清学检查发现CRP上升及Alb下降。腹部CT造影增强扫描上发现十二指肠下段至空肠段肠壁明显肥厚。小肠内镜检查证实，空肠上段至十二指肠水平部黏膜剥离和广泛的黏膜溃疡，十二指肠降部仍有部分岛状黏膜的残存。综合上述图像分析结果及持续的腹痛，诊断为无紫癜性IgA血管炎，给予类固醇激素治疗，症状改善。之后发现凝血因子Ⅷ水平低下，组织活检结果与IgA血管炎的表现一致，从而确诊。本文报告了罕见的老年人无紫癜性IgA血管炎1例，并加以讨论。

关键词　IgA血管炎　十二指肠溃疡　无紫癜　肠壁肥厚　凝血因子Ⅷ

前言

IgA血管炎（旧称：过敏性紫癜）是指IgA免疫复合体沉积在全身的血管壁中，侵害包括皮肤、消化道、肾脏、关节等在内的多种器官，从而引发相应症状的系统性血管炎。该病在3~10岁儿童患者中最为常见，成人发病率虽然是儿童的1/10至1/5，但尚不属于罕见性疾病，而目前仍缺乏类似于儿童IgA血管炎的诊断标准。本病最常见的腹部症状是腹部剧痛，常因急性腹痛收入消化内科治疗。腹痛由血管炎造成的缺血引起，如不接受治疗，腹痛呈持续性特征。对出现腹痛之前发现典型紫癜的患者，其诊断较为容易，但有10%至20%的患者表现为出现紫癜之前先发生腹痛。此情况下诊断较为困难，需通过特征性消化道病变考虑本病的存在并进一步明确诊断[1]。本文中，将诊治无紫癜性IgA血管炎病例的经验进行报告。

病例

患者：70余岁，男性。

主诉：呕吐、腹泻、腹痛。

既往史：高血压，主动脉瓣膜狭窄。

现病史：主因早餐后呕吐、腹泻、腹痛而急

表1	入院第7天检查			
WBC	11790/mm^3	Na	131mEq/l
Neutro	58.4%	K	3.2mEq/l
Lymp	24.6%	Cl	96mEq/l
Mono	16.3%	BS	109mg/dl
Eos	0.7%	CRP	15.7mg/dl
RBC	545×10^4/mm^3	C3	77.9mg/dl
Hb	16.1g/dl	C4	16.9mg/dl
Ht	45%	CH50	48.1U/ml
Plt	24.3×10^4/mm^3	抗核抗体	<40
AST	31U/l	PR3-ANCA	<1.0
ALT	34U/l	MPO-ANCA	<1.0
ALP	81U/l	凝血因子Ⅷ	30%
LDH	181U/l	IgG	479mg/dl
γ-GTP	61U/l	IgA	134mg/dl
Amy	130U/l	IgM	26mg/dl
TP	4.1g/dl	IgE	182U/ml
Alb	2.2g/dl	尿蛋白	(＋)
T-Bil	0.6mg/dl	尿糖	(±)
BUN	19.0mg/dl	尿潜血	(±)
Cre	0.94mg/dl		

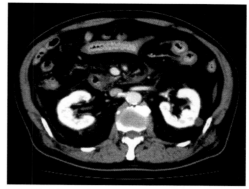

图1 腹部CT造影增强扫描（入院第4天），发现十二指肠降部及全部空肠肠壁明显肥厚。

诊入院。

入院体格检查：身高149厘米，体重66千克，体温36.5℃，脉搏96次/分。腹软，剑突下至脐周压痛。

入院后诊疗经过：入院时查血 WBC 22330/mm^3，伴血 CRP 显著升高，达 0.77mg/dl。余未见明显异常。住院当日腹部 CT 常规平扫发现十二指肠至空肠段肠壁肥厚。结合症状和 CT 结果，考虑感染肠炎的可能，予禁食水及抗生素治疗。7 天后出现发热，测体温37.6℃，CRP 上升至 15.7mg/dl，Alb 下降至 2.2g/dl（表1）。

此期间腹痛呈持续性，伴缓慢加重。治疗过程中，于入院第 4 天查腹部 CT 造影增强扫描（图1）发现十二指肠降部至空肠段肠壁明显肥厚，考虑 IgA 血管炎可能，于入院第 9 天行小肠镜检查。

小肠镜所见（入院第 9 天） 通过大肠视频内镜 PCF-Q260JI 进镜至空肠上段进行检查。发现

空肠上段至十二指肠水平部存在大量剥脱的黏膜，黏膜表面光滑，无绒毛（图2a-c）。向下从十二指肠曲至十二指肠降部及乳头附近，散在性分布着岛状残存的黏膜组织（图2d, e）。残存黏膜有绒毛，可与溃疡进行鉴别。从十二指肠乳头部到靠近开口的降部，残存黏膜较多（图2f），十二指肠球部的黏膜大部分残存。根据以上表现，考虑 IgA 血炎引起的广泛溃疡。

组织病理学活检所见 残存的部分黏膜中，发现黏膜固有层内的出血，在血管周围及血管内，发现了淋巴细胞、浆细胞的浸润（图3a）。黏膜脱落部位的腺上皮细胞脱落，黏膜固有层呈淤血、出血的表现（图3b）。在黏膜下层的血管壁内发现了淋巴细胞和浆细胞的浸润，以及血管内中性粒细胞的破裂（图3c）。IgA 免疫组化染色证实了血管壁上附着的 IgA 阳性浆细胞（图3d）。

经口小肠造影表现（入院后第 11 天） 十二指肠水平部至空肠上段发现拇指压痕征象和管腔狭窄（图4a）。其他部位的空肠均有轻度水肿的表现（图4b）。

之后的诊疗经过 除了持续性腹痛和十二指肠至空肠段明显的肠壁肥厚之外，还发现了十二指肠的广泛溃疡，初步诊断为无紫癜性 IgA 血管炎。由于腹痛强烈而持续、伴发热等症状、CRP升高和 Alb 下降，患者随即开始接受类固醇激素治疗。之后发现凝血因子Ⅷ显著降低，加之取得

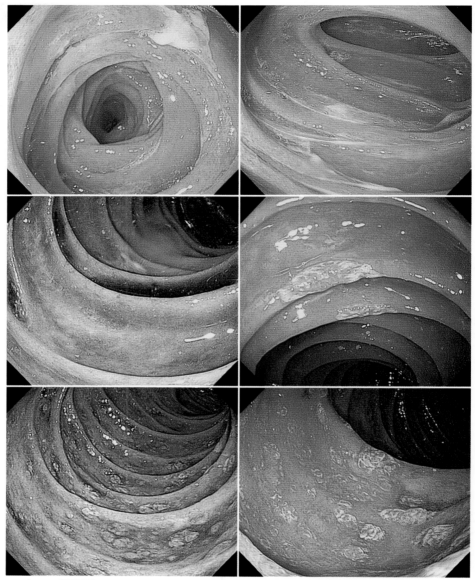

a	b
c	d
e	f

图2 小肠内镜表现（入院第 9 天）。空肠上段至十二指肠水平部可见多处的黏膜剥离，黏膜表面光滑无绒毛（a–c）。从十二指肠曲向下到十二指肠降部的乳头附近，可见残存的黏膜呈岛状散在性分布。残存黏膜有绒毛，可与溃疡进行鉴别。乳头开口部至十二指肠降部的残存黏膜较多（f）。

的病理组织学结果，综合以上明确诊断为 IgA 血管炎。入院第 9 天的内镜检查后，给予氢化可的松 1000mg 注射日一次，共 3 天，之后改为泼尼松龙口服 30mg 日一次，由于症状无改善，入院第 15 天再次给予氢化可的松 1000mg 注射日一次，连用 3 天。之后改为泼尼松龙口服 30mg 日一次，病情逐渐缓解。Alb 低下持续存在，直至入院第 40 天后开始改善。入院第 49 天泼尼松龙减量至 10mg，第 56 天出院。此外，治疗过程中曾出现一过性的尿蛋白阳性，予氢化可的松注射后很快缓解

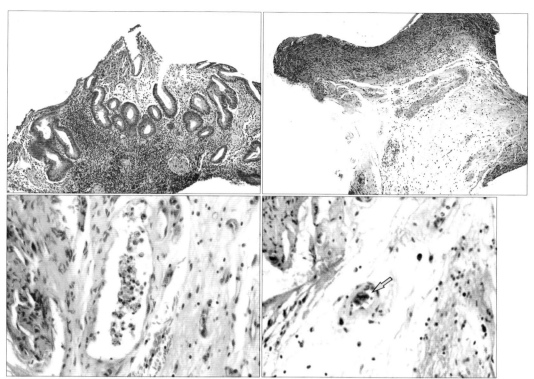

a	b
c	d

图3 活检组织病理学所见。在黏膜残存部位（a），发现黏膜固有层内出血，血管周围淋巴细胞、浆细胞浸润的表现（HE 染色，×40）。在黏膜脱落部位（b），腺上皮细胞脱落，黏膜固有层可见淤血、出血（HE 染色，×10）。在黏膜下层的血管壁内（c），可见淋巴细胞和浆细胞的浸润，及血管内中性粒细胞的破碎（HE 染色，×40）。通过 IgA 免疫组化染色（d），确认了附着在血管壁上的 IgA 阳性浆细胞（黄箭头线）（HE 染色，×40）

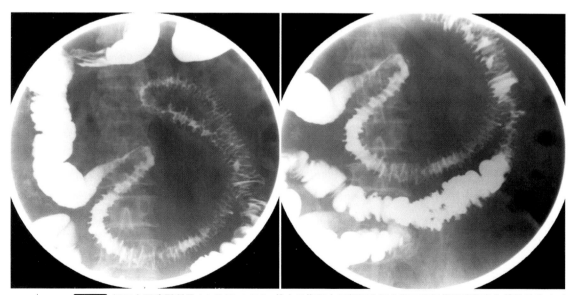

a	b

图4 经口小肠造影所见（入院第 11 天）。从十二指肠水平部至空肠上段可见拇指压痕征象和管腔狭窄（a）其它部位空肠均有轻度水肿（b）。

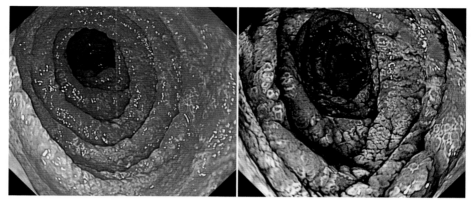

图5 上消化道内镜图像（入院第39天）。十二指肠降部黏膜的绒毛基本正常化。

上消化道内镜所见（入院第 39 天） 十二指肠降部的绒毛大部分出现再生（**图5**）。

讨论

本病例为不伴紫癜的 IgA 血管炎，为本国报道的首例成人患者。目前共有 5 例关于儿童病例的报道[2-6]，除了在肾脏病变组织中确诊的 1 例以外，其他均未取得病理组织学上的确切证据[6]。在欧洲风湿病学会 / 欧洲儿童风湿病协会的诊断标准中，IgA 血管炎的诊断必须包括可触性紫癜，同时满足①腹痛；②活检组织中 IgA 优势性沉积；③急性关节炎 / 关节痛；④血尿或蛋白 4 项中的两个。由于本国先前的诊断标准也认为必须出现紫癜，因此既往对 IgA 血管炎各症状发生频率的报告分别为紫癜 100%，关节炎 80%，腹痛 60%，肾炎 50%[7]。尚未见无紫癜性 IgA 血管炎的报道。

在本国 2017 年修订的指南中[7]，儿童和成人疾病均以 1990 年美国风湿病学会的诊断标准作为依据。满足①可触性紫癜；②发病年龄在 20 岁以下；③腹部绞痛；④组织活检明确血管壁中粒细胞的浸润 4 项中的 2 项即可确诊为 IgA 血管炎。儿童患者腹痛剧烈，满足其中 1 项即可诊断为 IgA 血管炎，但与其他疾病混淆的可能性较高[3]。已报道的无紫癜性儿童 IgA 血管炎的诊断即是基于该标准，但实际上是结合了十二指肠、小肠肠

壁的明显肥厚，相应部位的内镜检查发现特征性溃疡，凝血因子Ⅷ的下降，类固醇激素治疗的良好反应等表现做出的诊断。在消化道组织病变中诊断为 IgA 血管炎的频率很低。在本例的诊断中，是综合了免疫组化染色等与 IgA 血管炎表现一致的疾病表现。由于出现十二指肠至小肠的特征性内镜所见和持续性腹痛，在内镜检查结束后未待病理学诊断结果即开始了氢化可的松治疗。该患者于入院第 9 天开始注射类固醇药物，但如果推迟一段时间再应用，有可能出现紫癜。Lin 等[8]分析了 27 例腹部症状先于紫癜出现的儿童 IgA 血管炎，发现在平均 10.2 天（3 ~ 48 天）之后就出现了紫癜，其中 3 例患者因急腹症而实施了不必要的手术。为了避免治疗延误，该病的儿童诊断标准相对宽松。由于该病对于成人来说也不属于罕见性疾病，因此对症状较明显的病例，即使没有紫癜也应结合包括影像学结果在内的表现进行综合诊断，并给予类固醇药物治疗。

该患者腹部 CT 所显示的十二指肠至空肠的广泛的、高度的肠壁肥厚是本病的特征性改变。当时的鉴别诊断考虑到了缺血性肠炎、嗜酸性粒细胞性肠炎、遗传性血管性水肿等。IgA 血管炎的十二指肠镜所见[9]包括血疱样改变、横向溃疡、溃疡周围发红、明显水肿的不规则溃疡等特征表现。该病例的内镜所见虽然与上述特征性表现有所区别，但由于存在黏膜剥离，在十二指肠降部

黏膜剥离引发的浅层溃疡。目前未见关于此病例中 IgA 血管炎内镜表现的报告，但在其他类型的血管炎中有类似广泛溃疡的报道[10, 11]。当前关于黏膜脱落，主要考虑由血管炎引起的缺血造成，但具体病因仍不明。由于 CT 及内镜检查所见与其他鉴别诊断中提到的疾病不同，初步诊断为 IgA 血管炎，并开始了类固醇药物的治疗。组织病理学诊断结果确诊为 IgA 血管炎之后，确认了 IgA 血管炎也可表现为上述内镜所见。

结语

　　本文对 1 例表现为广泛十二指肠溃疡的无紫癜性 IgA 血管炎进行了报道。

参考文献

[1] 大川清孝, 上田渉, 佐野弘治, 他. Schöenlein–Henoch 紫斑病と消化管疾患. 臨消内科　24:906–912, 2009
[2] 高田亜希子, 秦諭美, 菅原大輔, 他. 腹痛が唯一の症状であった Henoch–Schöenlein 紫斑病の1例. 小児診療　74:1427–1431, 2011
[3] 北谷栞, 小松真紀, 畑澤千秋, 他. 間欠的な疝痛を主訴とし紫斑や関節腫脹を欠いたがアレルギー性紫斑病として治療した11歳女児例. 小児診療　70:1673–1677, 2017
[4] 松林里絵, 松林正, 三輪恭裕. 皮膚症状を伴わないアレルギー性紫斑病と思われる1例. 小児感染免疫　17:23–26, 2005
[5] 原法子, 中原礼子, 原亜希子, 他. アレルギー性紫斑病の3例. 島根医検　41:44–49, 2013
[6] 村山晶俊, 蛇川大樹, 三浦克志, 他. 重度の消化管病変を呈し, 治療に難渋した紫斑のない血管性紫斑病の1例. 日小児栄消肝会誌　21:40–45, 2007
[7] 日本循環器学会, 日本医学放射線学会, 日本眼科学会, 他. IgA 血管炎(Henoch–Schönlein 紫斑病). 血管炎症候群の診療ガイドライン(2017年改訂版). pp 78–86, 2018
[8] Lin SJ, Chao HC, Huang JL, et al. Gastrointestinal involvement as the initial manifestation in children with Henoch–Schönlein purpura–clinical analysis of 27 cases. Zhonghua Min Guo Xiao

病理概评	根本 哲生　昭和大学横滨市北部医院临床病理科

　　IgA 血管炎（旧称：过敏性紫癜）的特征性组织学改变是白细胞碎裂性血管炎（leukocytoclastic – vasculitis）。其病理改变包括：①小血管壁周围的核破裂物（核尘）伴中性粒细胞为主的炎性细胞浸润；②血管壁纤维蛋白的沉积（纤维蛋白样坏死）；③红细胞的血管外溢出，此三点最为重要。如能明确 IgA 沉积于血管壁，对疾病诊断具有重要价值，但也有部分病例没有发现明显的 IgA 沉积。下图提供了典型的消化道 IgA 血管炎的病理图片供参考（图 1，2）。

　　本文中提供的病理组织学图像虽是考虑为血管内核破碎物及白细胞碎裂性血管炎的病例，但其主要的病理表现是黏膜糜烂伴肉芽形成和组织再生。由于该组织形态是非特异的，仅凭该取材很难明确疾病本质即血管炎的诊断。要注意对病理改变较少的非典型部位进行二次活检取材。

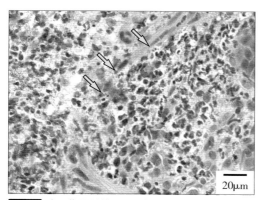

20μm

图1　十二指肠活检。图为含有核破碎物（黄箭头线）的白细胞（核）碎裂性血管炎。

50μm

图2　十二指肠活检。黏膜的小血管壁上可见纤维蛋白的沉积（黄箭头）。

〔画像はPCLジャパン病理・細胞診センター　渡辺英伸先生から拝借した〕

Er Ke Yi Xue Hui Za Zhi　39:186–190, 1998

[9] 江﨑幹宏, 梅野淳嗣, 前畠裕司, 他：血管炎による消化管病変の臨床診断—IgA血管炎(Henoch-Schönlein紫斑病). 胃と腸　50：1363–1371, 2015

[10] 大川清孝, 佐野弘治, 末包剛久, 他. 腸管Behçet病・単純性潰瘍と他の炎症性腸疾患との鑑別診断—臨床の立場から. 胃と腸　46：1032–1043, 2011

[11] 松本啓志, 村尾高久, 葉祥元, 他. 血管炎による消化管病変の臨床診断—結節性多発動脈炎. 胃と腸　50：1389–1396, 2015

Summary

IgA Vasculitis Diagnosed with Extensive Duodenal Ulcer without Purpura, Report of a Case

Kiyotaka Okawa[1], Wataru Ueda,
Tetsuya Aoki, Koji Sano,
Masato Miyano, Hiroshi Ono,
Shusuke Nakauchi, Etsuji Kawamura,
Seiko Yamaguchi, Osamu Kurai,
Hideki Fujii[2], Ryota Nakamura[3],
Keiko Yamagami, Masayuki Onodera[4]

A 70's-year-old man was admitted to our hospital with vomiting, diarrhea, and abdominal pain. The administration of antibiotics did not improve his symptoms. Eight days later, the abdominal pain gradually increased, and a fever appeared. Laboratory data showed high levels of CRP and low serum albumin levels. Abdominal CT revealed a severely thickened wall from the second portion of the duodenum to the jejunum. Small intestinal endoscopy revealed extensive ulcers and remaining insular mucosa from the second portion of the duodenum to the upper part of the jejunum. He was diagnosed with IgA vasculitis based on continued abdominal pain, CT findings, and endoscopic findings despite no purpura. After eight days of hospitalization, a glucocorticoid was administered, and his symptoms gradually improved. At a later date, laboratory data showed low levels of factor VIII, and the pathological examination of the biopsied specimens obtained from the extensive duodenal ulcer was consistent with IgA vasculitis. We experienced a case of IgA vasculitis in an elderly man with extensive duodenal ulcers without purpura and reviewed the relevant literature.

[1] Department of Gastroenterology, Osaka City Juso Hospital, Osaka, Japan
[2] Department of Hepatology, Osaka City University Graduate School of Medicine, Osaka, Japan
[3] Department of Gastroenterology, Osaka City General Hospital, Osaka, Japan
[4] Department of Pathology, Kawanishi City Hospital, Kawanishi, Japan

编辑后记

小野 裕之 静冈县立静冈癌症中心内视镜科

放大内镜的历史悠久。早在 20 世纪 70 年代，榊等就通过白光下放大纤维镜头对胃黏膜进行放大观察，并发表了放大内镜分类的相关报道。不过遗憾的是，当时还未明确幽门螺杆菌 (Helicobacter pylori) 的存在，加上胃炎本身的多样性，该分类法未被广泛采用。

2006 年，奥林帕斯公司的后野及佐野等开发的 NBI 内镜系统先后问世，放大内镜诊断迎来了全新的展示舞台。

NBI（白光）联合放大内镜能精确地判断因幽门螺杆菌感染而引发的胃炎。而令人更着迷的是胃癌的 NBI 放大内镜图像。由于能将癌和非癌症病灶清晰地区分开来，更惊叹于其对美丽的微观图像的接近，内镜医生们陆续开始了 NBI 放大内镜下的观察。

八木、八尾等人，提倡胃炎的放大内镜诊断、胃癌放大内镜诊断的分类，并总结了幽门螺杆菌除菌后胃黏膜内镜下改变的临床经验。

本书在介绍放大内镜诊断基础的同时，以放大内镜对实际临床实践工作的改变为主题。

满足于漂亮图片的时期已经过去，NBI 放大内镜所见与真实组织学诊断究竟接近到什么程度，相关课题又该如何研究，当前已经到了依托证据进行科学评价的时期。针对胃炎的诊断、胃癌的相关筛查、病灶范围的确定、幽门螺杆菌除菌后的胃炎或胃癌的诊断等问题，本书邀请该领域的专家们进行了详细介绍。

读了本书后，笔者略感轻松。笔者工作的医院是癌症中心，平时为很多胃癌患者做内镜检查。刚开始通过 NBI 放大内镜做检查时，都是很多简单的病例，因此认为"胃癌 NBI 放大内镜使内镜图像更加绚丽逼真"，日后应该不会再为诊断困难的病例而苦恼。然而，由于最近接触的疾病种类繁多，癌症与非癌症的鉴别诊断困难，以及病灶范围诊断困难的病例也很多。一想到经验丰富的内镜医师应该很容易对此类病例作出诊断，就会意志消沉。不过，在本特刊中，像八尾（建史）这样的专家，也将放大内镜下病灶的诊断分为高自信预测（high confidence prediction）和低自信预测（low confidence prediction）两种，业界泰斗也存在同样的困惑，这点让笔者的思想压力减轻了许多。

对放大内镜影响了临床实践（clinical practice）这一观点，很多内镜医生都是赞同的，至于在多大程度上产生影响，今后应该如何转变，在阅读了本特刊之后，各位读者一定都会有各自的体会。

还有很多课题需要探讨和研究。不过，没有问题就不会进步，否则靠人工智能就全部解决了。

读过本书后，使我更加想在放大内镜诊断上有所追求和进步，也想完成类似的力作。希望各位读者也有同感。

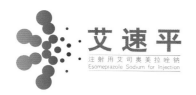

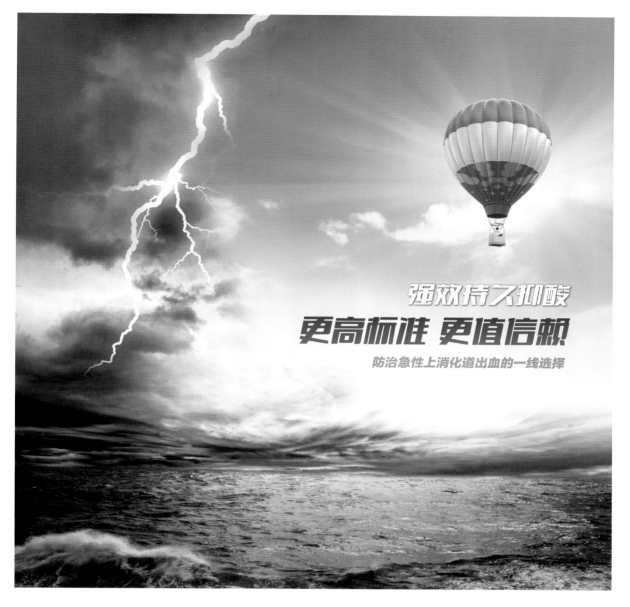

強效持久抑酸
更高标准 更值信赖
防治急性上消化道出血的一线选择

艾速平简要处方资料

【成　　分】 本品主要成分为艾司奥美拉唑钠。辅料为依地酸二钠、氢氧化钠。

【规　　格】 1.20mg（按$C_{17}H_{19}N_3O_3S$计）；2.40mg（按$C_{17}H_{19}N_3O_3S$计）。

【适 应 证】 1.作为当口服疗法不适用时胃食管反流病的替代疗法。
　　　　　　 2.用于口服疗法不适用的急性胃或十二指肠溃疡出血的低危患者（胃镜下Forrest分级IIc-III）。

【用法用量】 1.对于不能口服用药的胃食管反流病患者，推荐每日1次静脉注射或静脉滴注本品20～40mg。反
　　　　　　 流性食管炎患者应使用40mg，每日1次；对于反流疾病的症状治疗应使用20mg，每日1次。本
　　　　　　 品通常应短期用药（不超过7天），一旦可能，就应转为口服治疗。
　　　　　　 2.对于不能口服用药的Forrest分级IIc-III的急性胃或十二指肠溃疡出血患者，推荐静脉滴注本品
　　　　　　 40mg，每12小时1次，用药5天。

【包　　装】 中性硼硅玻璃管制注射剂瓶。1支/盒，10支/盒。

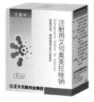

正大天晴药业集团
CHIATAI TIANQING PHARMACEUTICAL GROUP

@ HTTP://WWW.CTTQ.COM ☏ 健康咨询热线: 800 828 5598